Impressum

© 2009 Anita Pichlmeier
Hinter Gottes Kulissen

Bibliographische Information der Deutschen Nationalbibliothek
Die Deutsche Nationalbibliothek verzeichnet diese Publikation in der
Deutschen Nationalbibliografie; detaillierte bibliografische Daten sind
im Internet über http://dnb.d-nb.de abrufbar.

ISBN: 978-3-8370-7469-7

Umschlaggestaltung, Satz und Layout: Anita Pichlmeier

Herstellung und Verlag: Books on Demand GmbH, Norderstedt

Inhaltsverzeichnis:

Über die Autorin und den nachfolgenden Tatsachenbericht:

Mein Wunsch Medizin zu studieren besteht solange ich denken kann. Dadurch, daß ich das Abitur nicht zum normalen Zeitpunkt gemac habe, in der Regel mit 18 Jahren und auf dem gymnasialen Weg, h sich alles um einige Jahre nach hinten verzögert. Aus meiner heutigen Sicht ist das auch ganz gut so, denn ich habe durch die Jahre gelernt, Dinge nicht so dramatisch zu sehen, wie sie meist erscheinen.

Auch ich komme um die Ableistung des Krankenpflegedienstes nicht herum. Mein sehr spannendes und lehrreiches Praktikum möchte ich nutzen, um Medizinstudenten und solchen die es werden wollen, zu zeigen dass es auch anders ablaufen kann, nicht langweilig, nervtötend, sich ausgenutzt fühlend und auf Putzarbeiten beschränkt. Ich möchte euch Tipps geben, wie ihr menschlich sehr viel gewinnen könnt und aus den Erfahrungen dieses Dienstes sehr viel in euer späteres Berufsleben mitnehmen könnt. Ich beschreibe die Dinge aus meiner persönlichen Sicht vor dem Hintergrund bestimmter Kenntnisse, die ich mitbringe. Auch meine jeweiligen Tagesformen spielen eine Rolle, die meine Erlebnisse mit Ärzten, Pflegern und Patienten beeinflussten. Es können demnach durchaus extrem emotionsgeladene Passagen dabei sein und ich möchte kein Blatt vor den Mund nehmen und nichts schön- oder schlechtreden. Meine medizinischen Kenntnisse, die ich in den Krankenpflegedienst mitnehme stammen aus meiner Heilpraktiker-ausbildung. Meine psychologisch-soziologischen Kenntnisse stammen aus meiner dreijährigen Ausbildung zur Mentaltrainerin sowie aus meinem nicht beendeten Studium der Soziologie. Dadurch habe ich gelernt, genauer hinzuschauen. Ich leiste den Krankenpflegedienst kurz vor Studienbeginn in zweimal 4 Wochen und dann später während des Studiums nochmals in 4 Wochen. Ich beschreibe chronologisch, das heißt Tag für Tag und beziehe auch die Freizeiten mit ein. Deshalb ist es gut möglich, daß ich Abläufe und Aktionen beschreibe, deren tieferer Sinn, sich erst später herausstellte. Das ist jedoch ganz gut so, da ich so meine persönliche Entwicklung herausarbeiten konnte und die Bewertung meiner Erkenntnisse in meine medizinische Entwicklung miteinfließen zu lassen. Es wird euch wahrscheinlich nicht sehr viel anders gehen.

Datenschutz:

Aufgrund des Datenschutzes nenne ich aufgrund der sehr detaillierten Ausführungen weder den Namen des Krankenhauses noch die Stadt. Ich habe alle Namen von Patienten, Pflegern und Ärzten geändert, sowie die Zeitdaten, damit der Datenschutz gewährleistet bleibt.

Sinn und Unsinn des Praktikums im Krankenpflegedienst

Als Pflegepraktikant/in in einem Krankenhaus ist man, glaubt man der Meinung der Studenten oder derer in spe, ein solch unbeschriebenes Blatt, wie wahrscheinlich nirgendwo anders. Meistens als einziger Praktikant auf Station bist du für die Schwestern und sogar für Krankenpflege-Schülerinnen jemand, von dem sie glauben, er nehme ihnen die wirklich lästige Arbeit ab. In diesem Glauben wollen wir sie jedoch nicht lassen, sondern als zukünftige Ärzte eines besseren belehren. Du machst Krankenpflegedienst weil du Arzt/Ärztin werden willst und die Approbationsordnung für die erste ärztliche Prüfung dies vorschreibt. Du bist keine kostenlose Putzhilfe. Wie du deinen Krankenpflegedienst zu einem spannenden Abenteuer machst, viel medizinisches und menschliches mitnimmst, die Schwestern, Pfleger und Ärzte von dir überzeugst (oder auch nicht) und sogar an ärztlichen Untersuchungen teilnehmen darfst, liest du hier. Viele Tipps und wichtige Hinweise die Pflegepraktikanten nicht wissen, von niemandem gesagt bekommen und gar nicht darauf kommen, danach zu fragen. Du erfährst hier wie du auf mehreren Stationen mit unterschiedlichen medizinischen Disziplinen eingesetzt werden kannst anstatt immer nur auf ein und derselben.

Pflegedienst und Arztdienst sind zwei Paar Stiefel, soviel steht fest. Wenn auch der wahre Sinn des Krankenpflegedienstes unter Medizinstudenten bis dato ungeklärt ist, so werden sich die Landesprüfungsämter wohl etwas dabei gedacht haben. Ich habe mir bei der Recherche die Arbeit gemacht und beim LPA angerufen. Das LPA hat mich weiterverwiesen an das Universitätsprüfungsamt, denn die Dame beim LPA wusste selbst nicht wo die ÄApprO ihren Ursprung hat. Dort erhielt ich folgende Begründung. §6 der ÄApprO (Ärztlichen Approbationsordnung) besagt: Der Krankenpflegedienst hat den Zweck, den Studienanwärter oder Studierenden in Betrieb und Organisation eines Krankenhauses einzuführen und ihn mit den üblichen Verrichtungen der Krankenpflege vertraut zu machen. Auf meine Frage, wer dies festlegt, sagte mir die Dame mit leicht empörten Unterton in der Stimme: Dies ist ein Bundesgesetz und stammt vom Gesundheitsministerium. Alles klar, Frau Schmidt!

Ich konnte bereits vorher einschätzen was auf mich zukommt, denn ich habe vor längerer Zeit eine Ausbildung zur Krankenschwester begonnen, diesen Beruf damals aber dann wieder fallengelassen, weil ich vom ersten Tag an auf Station wusste, dass Pflege nichts für mich ist. Und so blieb es bis heute. Der Wunschberuf des Arztes beginnt also mit diesem Praktikum, an dem im Moment keiner vorbei kommt. Pflegepraktikanten - Kostenlose Arbeitskräfte für drei Monate, die dem maroden deutschen Gesundheitssystem, in dem nur noch die Kassen lachen, dienlich sind und es im Personalmangel unterstützen. Es liegt mir daran, aufzuschreiben was ich beobachtet habe, weil ich mir denke, was ich zu sagen habe, könnte für jedermann interessant sein. Ob für Pflegepraktikanten, Medizinstudenten, Schwestern und Pfleger, v.a. für Patienten, aber auch Ärzte. Ich beschreibe hier aus einem unvoreingenommenen Blickwinkel eine Materie, die jeden Menschen betreffen kann, ob beruflich oder persönlich.

Man wird als Pflegepraktikant vorzugsweise auf Inneren oder Chirurgischen Stationen eingesetzt, wenn man keine Einwände dagegen hat. Erstens herrschen hier ständig Pflegekräftemangel und Unmengen von Arbeit und zweitens kommt man auf der Inneren mit allem in Kontakt was der menschliche Körper zu bieten hat, wenn er denn mal so richtig krank ist. Als Pflegekraft kommt man in direkten Kontakt mit Patienten, oftmals enger als einem lieb ist. Die Ärzte haben es da sehr viel besser, wenn man es aus dem Blickwinkel der (für mich ungeeigneten) Pflege betrachtet, denn ihre Zeit am Patienten ist sehr eingeschränkt und reduziert sich auf das Krankheitsbild. Das heißt, willst du viel Kontakt zu Patienten, dann schlage besser die pflegerische Richtung ein, denn als Ärztin/Arzt wirst du das definitiv nicht haben. Als Pfleger/in bzw. selbst als Pflegepraktikant kommst du um eine emotionale Nähe zum Patienten nicht herum. Wenn du ihm hilfst, die grundlegendsten und menschlichsten aller Dinge zu tun, seine krankheitsbedingten Emotionen direkt abbekommst, dann bist du mittendrin im Geschehen. Von leicht Hilfebedürftigen bis zu Schwerstpflegefällen ist alles dabei. Von leichter Verwirrtheit bis kompletter Desorientiertheit, vom Krankenhauskoller bis zum Selbstmordversuch von Patienten wird alles geboten, was man sonst nirgends sieht. Ein normaler Mensch, der höchstens bei seiner Geburt ein Krankenhaus von innen gesehen hat, hat keine Vorstellung davon.

Wenn jemand die pflegerische Arbeit niemals gemacht hat, kann er nicht mitreden und hat nicht den leisesten Schimmer welche Leistung dort erbracht wird. Wir Pflegepraktikanten werden jedoch direkt damit konfrontiert. Viele Medizinstudenten fühlen sich dadurch überfordert, weil es doch gar nicht das ist was sie sich vorstellen. Bei mir ist das auch so. Meine Meinung dazu ist: Um einen Pflegeberuf dauerhaft auszuüben bedarf es einer stark sozialen Ader. Pflege ist absolut nichts wofür ich mich begeistern kann und ich finde die Ableistung von drei Monaten schlichtweg zuviel. Ein Monat würde vollends genügen.

Ich habe mir jedoch vorgenommen das Beste daraus zu machen, soviel wie nur möglich mitzunehmen und vor allen Dingen, all denen, die es noch vor sich haben, davon zu erzählen. Ich möchte mit meinen Aufzeichnungen Anregungen geben, was ihr alles erleben könnt, wenn ihr nur richtig hinschaut. Das Pflegepraktikum kann aus sehr viel mehr bestehen als nur mit Bettpfannen zu hantieren.

Trotz dessen, daß ich die Dinge aus meiner persönlichen Sicht beschreibe, habe ich versucht, mich in die jeweiligen Personen hineinzuversetzen, viele Patienten befragt und auch Pfleger/innen sowie Ärzte. Meine Eindrücke, Emotionen und Erlebnisse, die ich hier sehr detailliert beschreibe, sollen es Krankenhauspersonal sowie Patienten und und v.a. Studenten ermöglichen einen umfassenden Einblick zu erhalten, in die sterile kalte Welt der Halbgötter in Weiss und Grün.

Dreiwöchiger Einsatz auf der Inneren Station

Montag

Um halb 9 erscheine ich pünktlich bei der Pflegedienstleitung. Mit mir fangen an diesem Tag noch eine Pflegepraktikantin an und zwei Krankenschwestern. Die sehr nette Sekretärin, Frau Bremer, kümmert sich sofort um uns, wir müssen die unterschriebene Schweigepflichtserklärung abgeben.

Mein erster Tag auf der inneren Station. Die innere Abteilung ist zuständig für gastrointestinale Fälle, also Magen, Darm, Leber, alle inneren Bauchorgane, aber auch Schlaganfälle, Herzinsuffizienzen, Nierenleiden etc. Ich bekam die Dienstkleidung. Hellblauer Kittel und eine unmöglich geschnittene weisse Hose mit Gummizug, der schon so ausgeleiert war, dass er mir dauernd runterrutschte und der Schrittsaum irgendwo bei den Knien war. Das erste was ich so richtig bemerkte, als ich die Station betrat, war eine immens schlechte Luft im Flur und in den Patientenzimmern. Ich dachte mir noch, hier würde ich eher krank werden als gesund. Frau Bremer brachte mich zur Stationsleiterin, stellte mich vor und diese wies mich gleich einer Schwester zu, mit der ich den Rest des Tages mitging. Das erste Problem, das ich hatte war die dauerrutschende Hose. Aber die schienen das zu kennen und die Schwester gab mir einen Verband, den ich als Gürtel missbrauchen konnte. Dann zeigte sie mir wo was war, nahm mich mit zu Patienten, ich begann auch gleich ihr zu helfen. Etwas halten, reichen, holen. Da ich ja vor längerer Zeit bereits eine Ausbildung zur Krankenschwester gemacht hatte, war mir davon nichts vollkommen fremd. Das Landesprüfungsamt hat mir für diese Ausbildungszeit allerdings nichts angerechnet, da die Ausbildung vor meinem Abitur stattfand. Also muss ich durch diese drei Monate hindurch. Erst habe ich mich sogar irgendwie darauf gefreut, wenn auch mit gemischten Gefühlen aus Ekel, Mitleid und Freude, denn der Beruf Schwester oder Pfleger ist harte Knochenarbeit. Man wird mit allem Übel was das menschliche Leben zu bieten hat konfrontiert. Nicht zuletzt darf man die Tatsache nicht vergessen, dass man selbst auch ein Mensch ist. Wie zerbrechlich menschliches Leben ist, zeigt sich im Krankheitsfalle und v.a. in der Person des Helfers, in dessen Händen das letzte Wohl des kranken Menschen liegt. Wenn ich selbst mal krank bin, dann möchte ich so schnell wie möglich wieder gesund werden, möchte wieder fit sein und die schönen Dinge des Lebens genießen. Es gibt aber auch Menschen, die sind so krank, daß sie sterben möchten, oder welche, die scheinbar schon gar nicht mehr mitbekommen, daß sie überhaupt noch leben. Man möge mir meine teils flachsige Sprache verzeihen und ich betone hiermit, daß ich die Würde des Menschen mit Hochachtung respektiere in Gesundheit wie in Krankheit. Dennoch gibt es psychisch-belastete Situationen, die einen gewaltig an die eigenen Grenzen führen, wo man auf einer Schwelle zwischen Mitleid und Grausamkeit steht, weil es einen einfach übersteigt.

Der erste Tag ging relativ schnell vorüber, da die ganzen Eindrücke und Dinge, die ich mir für meine Aufzeichnungen merken wollte, mich ziemlich schnell blockierten. Darauf, dass ich mir ja auch Notizen machen könnte, kam ich erst später. Auf der Station verlief ich mich dauernd, fand Räume nicht mehr, wusste nicht mehr wo das Klo war und war schon froh, das Schwesternzimmer immer wieder zu finden. Die ziemlich große Station war in drei Bereiche eingeteilt, für die jeweils eine Schwester/Pfleger zuständig waren. Ich kam also als dritte hinzu, wenn auch noch eine Krankenpflege-Schülerin dabei war. Ich lief überall mit hin, stand so wenig wie möglich untätig herum und folgte meiner Schwester wie ein Schatten. Noch am selben Tag durfte ich schon Blutdruck und Puls messen. Mit der Handgelenksmanschette. Hallo?? Mit der Handgelenksmanschette? Dass diese Dinger höchst unzuverlässig seien, kann man überall nachlesen, trotzdem werden sie im Krankenhaus eingesetzt? Gleichzeit war ich aber auch froh, daß ich nicht jedesmal mit dem Stethoskopf und der Oberarmmanschette arbeiten musste, so lernte ich das Handgelenksgerät schon sehr bald zu schätzen. Bei mir seltsam erscheinenden Werten habe ich anfangs den Fehler gemacht, mir zu denken, wird schon stimmen ansonsten egal. Später an diesem Tag bekam ich diesbezüglich ein schlechtes Gewissen und maß alle zweifelhaften Werten noch einmal mit Oberarmmanschette und Stethoskop nach. Da ich ja das Blutdruckmessen von damals und aus meiner Heilpraktiker-Ausbildung her kenne, habe ich zum ersten Mal bewußt erlebt, daß es systolische Blutdruckspitzen wirklich gibt und wie sich ein arrhythmischer Puls anfühlt. Du hast auf der Station viele Patienten, also nutze das aus und fühle Pulse soviel es geht. Du wirst merken, wie unterschiedlich sie sind und beinahe keiner ist wie der andere. Ich bekam an diesem Tag noch meinen Dienstplan, Frühschicht hatte ich mir gewünscht und die bekam ich auch. Ich merkte mir alle medizinischen Fachbegriffe, die ich aufschnappen konnte, um so viel wie möglich mitnehmen zu können und ja nichts zu vergessen. Nach Dienstende in der Umkleide ärgerte ich mich, weil ich den Kittel nicht ganz aufknöpfen konnte und ihn über den Kopf ziehen musste. Man bedenke, wo ich mit diesem Kittel überall rangekommen bin: An Patienten, an unreine Betten, an unreine Bettwäsche, an Gegenstände, oftmals ist auch benutztes Wasser rangespritzt, igitt! Keine so schöne Vorstellung und ich habe mich bemüht mit der Außenseite des Kittels ja nichts an mir zu berühren. Der erste Tag verlief recht unspektakulär und mir taten die Füße und der Rücken vom vielen Laufen weh, als ich abends zuhause war.

Dienstag
Morgens um 6 Uhr bei der Übergabe im Schwesternzimmer war die Situation sehr ruhig. Alle sassen herum, schauten in den Boden und warteten bis Punkt 6 Uhr, um mit der Übergabe zu beginnen. Kein Gegacker und Geschnatter wie ich es von damals kannte. Das wunderte mich schon sehr. Nach der Übergabe, die meistens eine Viertelstunde dauerte, sassen alle noch bis halb 7 genauso rum und starrten in den Boden. Mir war das zu blöd, also nutzte ich die Zeit um noch eine zu rauchen.
Ich war heute im zweiten Bereich eingeteilt. Jedesmal wenn ich ein Patientenzimmer betrete, weiss ich nicht, was mich erwartet. Ich kenne die Leute noch nicht und somit bleibt es immer spannend und auch ein wenig gruselig, was sich jetzt wohl hinter diesen Türen verbirgt. Ich habe mir vorgenommen, viel mit den Patienten zu reden, sie über ihre Vorgeschichte auszufragen und soviel wie möglich über sie in Erfahrung zu bringen, um ein Gefühl dafür zu entwickeln. Ein Gefühl für die unterschiedlichen Persönlichkeiten und Charaktere und vielleicht eine Paralelle zu ihren Krankheiten zu finden. Gleichzeitig wollte ich auch genau beobachten, wie die Ärzte und Schwestern/Pfleger mit ihnen umgingen und v.a. Dingen wie sie draussen über die Patienten sprachen. Auch wollte ich herausbekommen, wie sie ihren Job auffassen und wie oder was kranke Menschen für sie sind.

Es waren einige Total-Pflegefälle (sehr alte Leute aus Pflegeheimen) auf der Station, die ich schon mitversorgte. Sie mussten von Kopf bis Fuß im Bett liegend gewaschen, saubergemacht, gewickelt und frisch angezogen werden und das Bett frisch bezogen werden. Mit den richtigen Techniken funktioniert das jedoch ganz gut. Mit dem Saubermachen habe ich gewaltige Probleme. Erstens muss ich Würgeanfälle unterdrücken, zweitens hielt ich solange es nur ging die Luft an. Auch das Essen musste ihnen eingegeben werden. Ich habe das heute auch schon gemacht. Dies geht sehr sehr langsam vonstatten, teilweise läuft es auch aus dem Mund wieder heraus. Manchen muss das Essen gerichtet werden, d.h. in mundgerechte Stücke schneiden oder Brote bestrichen werden. Noch an diesem Tag habe ich mir gedacht, als hilfloses Baby kommt man auf die Welt, als hilfloses Baby verlassen manche diese Welt wieder. Es ist ein Jammer. Einige Schülerinnen, die ich kennengelernt hatte, versuchten mich gleich guten Gewissens vor dieser und jener Schwester zu warnen. Oje, dachte ich mir, was soll das denn? Ich bin doch nicht hier, um mich am Tratsch zu beteiligen, sondern um mich auf soviel medizinisches wie nur möglich zu konzentrieren. Und es sollte sich noch herausstellen, daß keine einzige Schwester so war, wie mir beschrieben wurde. Deshalb gleich zu Anfang ein guter Tipp: Lasst euch nicht in etwaige Ratsch- und Tratschstrudel mit hineinziehen. Glaubt mir, das ist es nicht wert und ihr verschwendet eure Zeit, in der ihr soviel medizinisches lernen könnt.

Mittwoch
Herr Belski, 84 Jahre, wurde aus dem Heim eingeliefert wegen Schwindel und Taumel. Pflegeheime sind übrigens sehr schnell, wenn es darum geht den Notarzt zu rufen, der die Patienten dann mit ins Krankenhaus nimmt. Vollkommen desorientiert, liegt oder sitzt er auf seinem Bett, starrt vor sich hin. Er ist inkontinent, hilfebedürftig und verwirrt. Er trägt ein klinikeigenes Nachthemd und es kommt desöfteren vor, daß er sein Zimmer verlässt und versucht auf dem Flur auf die Toilette zu gehen. Dann muss man ihn zurück in sein Zimmer führen und dort zur Toilette begleiten, ihm helfen, richtig in die Schüssel zu zielen, sonst geht die Bescherung daneben. Es kommt auch vor, daß Herr Belski in ein anderes Zimmer geht, sich auf ein fremdes Bett setzt und dann wieder vor sich hinstarrt. Wenn dann der jeweilige

Bettbesitzer zurückkommt, erschrickt er erst einmal und schreit nach der Schwester, weil sich jetzt dieser nicht mehr auskennt und meint, er finde sein Zimmer nicht mehr. Es kann also mit verwirrten Patienten schon auch mal lustig werden. Ich habe mich mit Herrn Belski sehr amüsiert. Herr Mummer., geb. 1968, breit wie hoch, leidet an Herzinsuffizienz mit entsprechenden Ödemen an den Beinen und Erysipel. Ein Erysipel ist eine Wundrose, also eine Entzündung, die in diesem Falle seine Beine extrem hat anschwellen und rot werden lassen. Dieser Mann ist so putzig wie eklig, er ist so fett und unappetitlich, daß ich nicht auf 5 Meter an ihn rangehen möchte. Putzig deshalb, weil er immer in seinem Bett sitzt wie ein riesengroßes Baby und eine Schnute zog. Und ausgerechnet ich musste ihm helfen, die Urinflasche zu benutzen, d.h. seinen Penis hineinstecken, damit er Pinkeln konnte. Ich bin mir bei ihm nicht sicher, ob er es wirklich nicht alleine konnte oder ob er sich anfassen lassen wollte. Ich ging nicht wieder in dieses Zimmer hinein. Später an diesem Tage erfuhr ich, daß ich nicht die einzige bin, die sich vor ihm ekelte und ein Pfleger wurde dann gebeten, diesen Patienten für den Rest des Tages zu übernehmen. Komisch war nur, daß er seinen Penis plötzlich alleine in die Flasche stecken konnte.

Eine bettlägrige Patientin, Frau Theodor, 92 Jahre alt, Total-Pflegefall, als präfinal eingeschätzt, wurde aus dem Pflegeheim eingeliefert mit Bauchbeschwerden und Übelkeit. Beim Saubermachen mit meinem Pfleger stellten wir fest, daß sie aus dem After blutete. Der Pfleger meinte, da müsse der Arzt unbedingt draufschauen, weil das nicht gut aussähe. Bei der Visite kam der junge Arzt, der gerade eine Facharztausbildung zum Kardiologen ableistete. Der Pfleger unterrichtete ihn von unserer Feststellung heute morgen bei Frau Theodor. Was mich sehr wunderte war, dass er sichtlich nicht erbaut davon war, das Rektum dieser alten Dame zu kontrollieren. Der Pfleger bestand aber darauf. Nun gut, letztendlich zog sich der Arzt Handschuhe über und tastete sich hinein. Eine innere Blutung konnte er jedoch nicht feststellen, es sah so aus, als wären – nur - Hämorrhoiden aufgegangen. Diese Hämorrhoiden waren allerdings sehr groß, so dass anfangs nicht feststand, ob dies Hämorrhoiden waren oder ein Prolaps, also ein Darmvorfall. Es stellte sich jedoch dann doch als Hämorrhoiden heraus und der Fall war für ihn erledigt. Der Arzt war allerdings sichtlich erleichtert, dass dies seine letzten Tage auf der Inneren Medizin waren, da er doch Kardiologe werden möchte.

Ich empfehle euch, unbedingt Zeit darauf zu verwenden und die Ärzte genau zu beobachten, wenn ihr mit ihnen unterwegs seid. Man kann damit schon sehr gut feststellen, wie sie ihren Beruf auffassen. Übrigens, dieser Arzt, mit dem ich mich desöfteren beim Rauchen unterhielt, hatte nicht sehr viele Überstunden zu schieben. Er meinte einmal, daß er in der Regel schon immer sehr pünktlich rauskam, also um 16.30 Uhr. Ich hatte auch den Eindruck, daß die Ärzte auf unserer Inneren Station alle, bis auf einen, nicht sehr überarbeitet oder gestresst aussahen.

Donnerstag
Wir bekamen in der Nacht einen Zugang. Eine 17-jährige Schülerin mit einem akuten Schub der multiplen Sklerose. Mein Gott, ist denn das zu fassen? Ein 17-jähriges Mädchen? Ich natürlich sofort ins Zimmer rein, um sie mir anzusehen. Natürlich nicht auffällig, sondern bepackt mit Handtüchern und sonstigen Sachen. Es ist ja nichts ungewöhnliches wenn Schwestern ins Zimmer kommen. Sie lag alleine im Zimmer, was auch verständlich war, oder hätte man sie zu einer 90-jährigen Schlaganfall-Patientin legen sollen, die bettlägrig war? Der Schub war bereits wieder vorbei. Sie war auf Medikamente eingestellt, die die Schübe hinauszögern sollten. Das klappe auch ganz gut, habe ich mir erklären lassen. So könne man diese unheilbare Krankheit etwas in Schach halten. Ich dachte mir, der blanke Hohn, dafür wird ein junges Mädchen bis unter die Hutschnur mit Medikamenten vollgestopft? So dachte ich in meinem jugendlichen laienhaften Leichtsinn. Ich begann zum ersten Mal eine Krankheit als etwas Ganzes zu sehen, als einen Feind, der um jeden Preis versucht, einen Menschen zu zerstören. Krankheit als Chance bei einer 17-jährigen? Gut, es kommt auf die Umstände an. An diesem Tage bemerkte ich auch, daß mit Psychopharmaka nicht gerade, naja wie soll ich sagen, sparsam umgegangen wird. Neuroleptika und Antipsychotika gibt es auch auf dieser inneren Station. Dass der Einsatz dieser Präparate aber doch sehr arbeitserleichternd und auch dem Patienten bei der Genesung dient, sollte ich noch merken.

Freitag

Mir ist sehr stark aufgefallen, daß die Schwestern und Pfleger die ganze Zeit am Werkeln sind. Es ist nicht so, wie in einer Firma, in der die Mitarbeiter 4 bis 8x täglich zum Kaffeetrinken oder zum Rauchen gehen oder in den Fluren stehen und plaudern. Nein, es ist wirklich Arbeit angesagt, von der ersten bis zur letzten Minute, die Pause von 30 Minuten, ausgenommen. Keiner steht wartend herum, jeder tut ständig etwas. Ich natürlich auch, da ich wollte, daß die Zeit herumgeht. Und wenn du rumstehst und dumm schaust vergeht keine Zeit und sieht auch nicht grade gut aus. Also mein Tipp für euch: Sucht euch ständig irgendetwas zu tun und v.a. Dingen zeigt das auch. Ich habe zum Beispiel festgestellt, daß wir auf der Station Blutdruckgeräte haben, die zum letzten Mal 2006 geeicht wurden. Halloo? In einem Krankenhaus? Es kann vorkommen, daß dies übersehen wurde, aber ich habe das natürlich auch gleich weitergegeben. Zeigt also ruhig, daß ihr eure Augen überall habt, daß ihr euch für alles interessiert. Und betont immer wieder, daß ihr das Pflegepraktikum für das MEDIZINSTUDIUM macht. Nicht vergessen, dieses immer mit dazu erwähnen! Immer wenn absolut gar nichts zu tun war, habe ich mich entweder zu den Ärzten dazugestellt oder zu den Schwestern und Pflegern und ihnen einfach bloss zugeschaut oder zugehört. Als der Chefarzt zur Visite kam bin ich auch mitgegangen, natürlich habe ich vorher gefragt. Ich habe schwer den Eindruck Ärzte mögen es sehr, wenn sich jemand für ihre Arbeit interessiert. Das würde mir auch gefallen. Von einem Arzt wird halt immer erwartet, dass er unfehlbar ist. Bei der Visite hat der Stationsarzt zum begleitenden Pfleger gesagt, er möchte diesem Patienten 20 Atosil-Tropfen geben, weil er verwirrte Zustände hatte. Der Pfleger antwortete, daß er das anordnen möchte, also in die Pflegeunterlagen, die sogenannte Kurve, einschreiben, bevor er ihm diese gebe. Die Schwestern und Pfleger sichern sich schon gut ab ist mir aufgefallen, sie geben nichts aus ohne dass die Verantwortung dafür beim Arzt liegt.

Samstag

Heute hatte ich endlich einmal frei. Mein Gott, selten habe ich einen Samstag so genossen wie diesen. Erstmal habe ich ausgeschlafen, war aber trotzdem um 7 Uhr schon wach und habe dann nicht mehr schlafen können. Die Macht der Gewohnheit nach einer Woche schon? Immerhin habe ich jetzt fünf Tage Knochenarbeit hinter mir, bin täglich um 4.45 Uhr aufgestanden. Mit essen war in diesen Tagen nicht viel, da es mir meistens vergangen ist und mir schon vor mir selbst geekelt hat. Ich hoffe bloss, dass das im Laufe der Zeit noch besser wird. Als ich diese Woche Revue passieren liess, kam ich mir doch schon ganz schön ausgenutzt vor. Dachte zurück, was ich alles getan hatte, wieviel Arbeit ich den Schwestern abgenommen hatte und das alles für das Krankenhaus für umsonst. Ich bin jetzt gerade am Überlegen, ob ich nicht Klage einreiche. Denn das kann doch nicht angehen, daß Leute die Ärzte werden wollen, erstmal so richtig ausgebeutet werden? Die, die diese Gesetze machen, sollten lieber froh sein, daß es immer noch Dumme gibt, die diesen Beruf erlernen wollen. Wenn man dieses Gesundheitssystem genauer betrachtet, dann ist es der blanke Hohn. Therapien, die helfen würden, werden bei Kassenpatienten nicht gemacht, da die liebe Kasse das nicht mehr bezahlt. Krankenkassen sind mittlerweile zur organisierten Kriminalität, eine Mafia, die im Schutze des Gesetzes abkassiert, geworden. Das ist meine Meinung. Es ist zum Heulen.

Sonntag
Heute hatte ich Zwischendienst von 11.45 – 20.00 Uhr. Es war ein ganz cooler Tag heute, obwohl ich mich geärgert habe, weil ich zugesagt habe, Sonntags zu arbeiten. Die Stationsleiterin hat mich nicht einfach eingeteilt, sondern schon gefragt ob ich Zeit habe, da sie ein personelles Defizit hat. Da wollte ich nicht gleich nein sagen, und habe halt ja gesagt. Der Tag war sehr lehrreich, ich hatte sogar den diensthabenden Arzt einige Zeit lang ganz für mich alleine. Das heisst, ich habe mir viele medizinische Sachen erklären lassen. Er hat sich auch sehr erklärfreudig gezeigt, was mich sehr gefreut hat. Wir hatten einige Pflegefälle auf der Station, unter anderem Frau Theodor , die präfinal war. Aus dem Lateinunterricht konnte ich mir die Bedeutung des Wortes schon zusammenreimen. Der Arzt schätzte, daß sie noch ein, zwei Tage leben, genauer gesagt, dahinvegetieren würde, bis sie dann hinfort gehen würde. Ich wollte natürlich genau wissen, wie das, medizinisch gesehen, zustande kommt. Wie funktioniert eigentlich ein Todesvorgang? Wie geht es, dass jemand stirbt, was passiert körperlich? Hat sich das schon einmal jemand gefragt? Ich mich dauernd. Was der Arzt mir erklärte,

erzähle ich euch weiter unten. Der Tag ist sehr schnell vergangen, ich war um halb 9 Uhr zu Hause und musste bald ins Bett, da der nächste Tag schon wieder um 5 Uhr für mich beginnen sollte.

Montag
Um halb 10 Uhr hatte ich Hygieneeinweisung. Endlich. Nach einer Woche im Krankenhaus und unter Totalkonfrontation mit den verschiedensten und übelsten Krankheitsbildern kommt man doch ins Grübeln, ob das mit der Hygiene so reibungslos klappt und Ansteckungsgefahr ausgeschlossen ist. Ich habe gelernt wie man sich die Hände richtig desinfiziert und das man das nach jedem Patienten theoretisch tun muss, in der Praxis aber mindestens sollte. Wenn ich nach jedem Patientenkontakt 30 Sekunden mit der Händedesinfektion beschäftigt wäre, bliebe nicht mehr viel Zeit übrig, etwas zu tun. Die Latex- oder Vinylhandschuhe sind im Übrigen kein 100%-iger Schutz da diese nicht dicht sein könnten. Na toll, dachte ich mir, das hätten die mir gleich sagen können. Die Hygieneeinweisung war für meinen Geschmack nicht ausführlich genug, z.B. wurden die nosokominalen Infektionen, also die Krankenhausinfektionen, nicht behandelt. Fragen meinerseits wurden dann aber wegen Zeitmangels ungenügend beantwortet. Ich verzichtete darauf, mich deswegen zu beschweren und beschloss, noch vorsichtiger zu sein und es hygienetechnisch noch genauer zu nehmen. Mir ging es jedoch irgendwie nicht so darum, die Patienten vor Patienten zu schützen sondern eher um mich selbst zu schützen. Ich weiss, das dürfte ich gar nicht laut sagen, aber ich sage es trotzdem, denn ich will ehrlich sein.
Es geht schon damit los, dass ich diesen hellblauen Kittel nicht ganz aufknöpfen kann. Anfangs habe ich ihn mir über den Kopf ausgezogen, aber davor hat es mir immer gegraust. Du kommst schließlich mit dem Kittel an alles mögliche ran und das schleifst du dir dann beim Ausziehen über das Gesicht und die Haare. Guten Appetit. Schließlich habe ich den Kittel dann nach unten ausgezogen und mir jeden Tag einen neuen geholt. Die Schwestern und Pfleger sind allerdings noch schlimmer dran. Die haben ein Kittelhemd ohne Knöpfe, also die müssen das über den Kopf ausziehen. Ich finde das absolut nicht hygienisch und extrem eklig. Wenn der Kittel dann mal wirklich

kontaminiert ist mit Blut, Exkrementen oder Erbrochenem, na dann gute Nacht.

Heute war ich auf Station mit Pfleger Michi zusammen. Ich durfte dabei sein, als er bei einer Patientin einen DK (DauerKatheter) legte. Einen Blasenkatheter, damit der Urin ablaufen konnte, ohne dass die Toilette aufgesucht werden musste. Michi arbeitete zusätzlich noch 5 Tage im Monat im Pflegeheim. Er machte dies schon seit 20 Jahren und hatte eine entsprechende Routine und Professionalität drauf. Er ging gar nicht zimperlich um mit den bettlägrigen, steifen Patienten, drehte sie hin und her, machte sie sauber, zog sie frisch an und mobilisierte sie im Rahmen seiner knappen Zeit, die er für sie hatte. Es ist unfassbar, wie steif Leute werden, die sich nicht mehr bewegen können. Ich habe zwei Stunden bei Frau Theodor verbracht. Ich wollte versuchen sie zu mobilisieren und ausprobieren wie weit ich es schaffe, wenn ich sie motiviere. Dazu habe ich viel mit ihr geredet, die Unterhaltung war zwar ziemlich einseitig, aber egal denn es klappte! Nach einer Stunde hat sie sogar allein aus ihrem Schnabelbecher getrunken und ich habe ihr sogar ein Lachen abgerungen. Ein richtiges Lachen. Natürlich musste ich mich auch wieder um andere Patienten kümmern. Als ich nach ca. zwei Stunden wieder zu ihr hineinkam, war bei ihr alles wieder eingeschlafen. Sie lag verkrampft und steif in ihrem Bett und war nur ganz schwer ansprechbar. Eine sehr interessante Erfahrung für mich. Leider hat kein Mensch im Krankenhaus Zeit (und ich auch nicht dauernd Lust) sich den ganzen Tag mit bettlägrigen Patienten zu beschäftigen. Das ist sehr schwere Arbeit, man will es nicht glauben, und es führt einen an seine Grenzen.
Ich bin dann auch noch mit dem Arzt mitgegangen, der die Patienten besuchte. Herr Heimer mit Herzinsuffizienz hatte Ödeme in den Beinen. Mir war nie der Unterschied klar, zwischen übermäßigem Fettgewebe an den Beinen und „Wasser" in den Beinen. Nach diesem Anschauungsunterricht aber schon. Der Arzt hatte mit einem Finger auf die Beine gedrückt und die dabei entstandenen Dellen sind geblieben! Sowas hatte ich noch nie gesehen. Man konnte richtige Löcher in Herrn Heimers Unterschenkel drücken. Ich wollte es nicht gleich nachmachen, da er wach war, aber später bin ich dann noch mal in sein Zimmer gegangen, habe ihn gefragt, wie es denn nun mit dem Wasser aussieht

und ausführlich reingedrückt. Nun, das fühlt sich in der Tat anders an als Fettgewebe. Als wenn man in mittelhartes Plastilin drücken würde. Wenn ich mit den Ärzten unterwegs war, durfte ich mir auch alles anhören und alles nachmachen was sie untersuchten. Natürlich habe ich vorher gefragt und sie lassen einen dann auch. Schliesslich ist man ja Arzt/Ärztin in spe. Traut euch ruhig zu fragen. Mir wurde auch gezeigt, wie man subcutan spritzt, obwohl ich das schon kann, und einen Viggo, also einen venösen Zugang, wieder entfernt. Ich durfte das dann auch sogleich machen und ich habe es, glaube ich, gut gemacht, weil die Patienten nichts gesagt haben. Das heisst dann, sie hatten dabei keine Schmerzen und so soll es auch sein. Frau Krämer, eine 85-jährige Patientin, mit einem Schlaganfall, seitdem linksseitig gelähmt, aber geistig noch fast hellwach sollte einen Carotis-Stent bekommen. Ein Stent ist ein Röhrchen, das in eine verstopfte Arterie eingesetzt wird, um sie wieder für das Blut durchgängig zu machen. Sie war so eine liebe Frau, hat mich zwar 6 mal am Tag nach meinem Namen gefragt, aber egal. Im übrigen ist mir aufgefallen, daß viele alte Leute nicht mehr wissen wie sie sind. Nun ja, von der Stent-OP kam Frau Krämer nicht mehr zurück. Ich hörte noch, daß sie auf der Intensiv lag, aber dann habe ich von ihr nichts mehr gehört. Ich hätte mich schon zu ihr durchfragen können, aber dazu musst du von Hinz zu Kunz rennen und das war mir dann doch zu aufwändig. Irgendetwas hätte bei der OP nachgeschossen, das heisst, sie erlitt einen zweiten Schlaganfall und war nicht mehr ansprechbar. Bei so alten Leuten ist das nichts ungewöhnliches lies ich mir sagen, denn deren Gefäße seien in solch einem Alter extrem schlecht, das heisst sklerotisiert, verkalkt, brüchig, dünn.

Ein ganz süßes Erlebnis hatte ich mit Frau Sommer, eine 80-jährige ganz liebe Patientin, leicht verwirrt. Zum Mittagessen setzte ich sie in den Reha-Stuhl und legte ihr die Glocke griffbereit auf das Bett genau neben sie. Ich erklärte ihr, dass die Glocke hier lag, zeigte sie ihr auch noch und schrie ihr ins Ohr (weil sie ja schwerhörig auch noch war), wenn was wäre solle sie klingeln. Ich hatte den Eindruck, daß sie das verstanden hatte. Drei Minuten später klingelte Zimmer 15, Bett 3, also Frau Sommer. Ich ging rein und fragte, was denn sei. Dann nahm sie die Glocke, hielt sie mir hin und sagte: „Schwester, schauen Sie, das habe ich da gefunden!" Ich habe noch den ganzen Tag darüber gelacht, weil dieser Verwirrtheitsausbruch einfach so süß war. Unser Herr Ahrends war auch sehr verwirrt und absolut desorientiert. Während der Übergabe klingelte es aus seinem Zimmer und da ich als einzige frei war, ging ich hinein. Und was war er gerade im Begriff zu tun? Er fummelte am Infusionsständer herum, war dabei den Schlauch aus der Flasche zu ziehen. Ich wollte ihn noch daran hindern und seine Hand weghalten, da riss er sich los, schrie mich an, daß er jetzt keine Zeit habe, weil er seine Hose suchen müsse und ehe ich mich versah, riss er sich den kompletten venösen Zugang heraus und floh auf den Flur. Der Wahnsinn meines selbstlosen Einsatzes wurde mir erst danach bewusst. Er hätte sich die Nadel herausreissen können und mir irgendwo reinstechen können. Ob absichtlich oder nicht, demente Patienten sind unberechenbar zu jeder Zeit. Ich beschloss, mich künftig aus solchen Vorfällen komplett herauszuhalten und nur aus sicherer Entfernung zuzukucken. Bekleidet nur mit seiner Windelhose, seinem ausgeleierten Schlafanzugpulli und einem Schuh lief er dann schreiend den Stationsflur entlang und suchte seine Hose. Die anderen haben es dann wieder geschafft ihn in sein Bett zu geleiten, er bekam einen neuen Zugang und Atosil-Tropfen. Atosil ist ein beruhigendes Medikament. Es war 14.15 Uhr, ich wollte gerade nach Hause gehen, als ich am Zimmer 8 vorbeikam und von Besuchspersonen eines Patienten aufgehalten wurde. Der Bettnachbar sähe so komisch aus, ich solle sofort kommen. Ich ärgerte mich noch, weil ich reingehen sollte, aber, medizinisch gesehen, gottseidank, denn der Bettnachbar hatte einen filmreifen Krampfanfall. Ich lief sofort ins Schwesternzimmer, schlug Alarm, es kamen gleich alle angetrabt, inclusive Ober- und Chefarzt. Das wollte ich mir dann doch noch zu Ende anschauen. Der Patient lag total verkrümmt im Bett, seine Körperhaltung, erinnerte mich an die Besessene aus dem Exorzisten. Echt gruselig. Der Pfleger musste ihm auf Anordnung des Arztes die Zahnprotesen herausnehmen. Und dabei machte er meiner Meinung nach einen großen Fehler. Er fasste ihm einfach in den Mund hinein und zog mit einiger Anstrengung die fest haftenden Prothesen heraus. Wo war der Fehler? Er sicherte den Mund des Patienten nicht ab. In der Heilpraktiker-Ausbildung haben wir im Rahmen des Notfallkurses gelernt, dass wir krampfenden Patienten vor dem Prothesenentfernen, einen Daumen oder Finger auf die Backe drücken sollen und zusammen mit der Backe zwischen das Gebiss schieben sollen. Es besteht sonst die Gefahr, daß der Krampfende plötzlich zubeisst und dann den Finger abbeißt. Beißt derjenige dann wirklich zu, ist halt ein Loch in der Backe, aber der Finger des Helfers ist noch dran. Ich überlegte, ob ich ihn darüber aufklären sollte, verzichtete aber dann darauf. Die Schwester musste Valium und Infusion bringen und der Oberarzt verabreichte ihm das ganze dann. Dieser hatte übrigens die Ruhe weg. Das ist das, was mir bei medizinischem Personal so gut gefällt. Sie bleiben ruhig. Da kann es noch so drunter und drüber gehen, sie bleiben, zumindest oberflächlich, ruhig.

Wieder muss ich sagen, solche Krankheitsbilder im Lehrbuch lesen und in Wirklichkeit sehen, ist ein Unterschied wie Tag und Nacht. Hat man das dann einmal gesehen, dann vergisst man diesen Anblick nicht mehr.

Dienstag

Als ich um 6 Uhr zum Dienst erschien, sagten sie mir gleich, daß Frau Theodor gestorben war. Nun, wie kam es in diesem Falle zum Tod? Das interessierte mich natürlich so brennend, daß ich mir gleich noch drei Meinungen einholte, die sich aber alle deckten.

Frau Theodor bekam Infusionen zur Flüssigkeitsversorgung. Durch den Blasenkatheter wurde aber fast gar nichts mehr von ihr ausgeschieden, weil die Nieren nicht mehr in der Lage dazu waren: Nierenversagen. Dies führt unweigerlich zu einer Vergiftung, da Harnstoff und andere Stoffwechselabfallprodukte nicht mehr ausgeschieden werden können. Ich habe mir gleich die Laborbefunde reingezogen. Die Werte der Harnsäure, Creatinin und Harnstoff waren grausam schlecht. Seitdem kann ich übrigens die Normbereiche auswendig. Der Stoffaustausch in den Kapillaren funktioniert nicht mehr, es kommt zur Sauerstoffunterversorgung, die Abfallprodukte werden immer mehr, bis schließlich nichts mehr zum Herzen zurücktransportiert wird, das Herz nichts mehr zum Pumpen hat und schlussendlich stehen bleibt. Todesvorgang laienhaft ausgedrückt. Die zweite Dame aus dem Zimmer war schon woanders hinverlegt worden und ein Schild an der Tür „Vor Eintritt im Stationszimmer melden". Ich fragte, ob ich hineingehen dürfte. Natürlich durfte ich. Da stand ich also in einem Zimmer drin, alleine mit einer Leiche. Der Mund war zu, die Augen geschlossen, so entspannt hatte die arme alte Dame schon lange nicht mehr ausgesehen. Ich ging langsam näher ran, Schritt für Schritt, es war so totenstill. Dann stand ich an ihrem Bett und schaute in ihr Gesicht. Als würde sie schlafen, so lag sie da. Bis zum Hals zugedeckt. Erst stand ich einige Zeit am Fußende des Bettes, dann wagte ich mich näher ran, bis ich neben ihrem Kopf stand und schaute sie an. Plötzlich bekam ich eine lächerliche Panik, was wenn sie plötzlich die Augen aufmacht oder den Kopf hebt oder was weiss ich. Ich bin so erschrocken, daß ich rausgelaufen bin und erstmal nicht mehr rein bin. Später durfte ich dann mit meiner Schwester die Leiche runterbringen. Jetzt ging der Gruselfilm erst so richtig los. Schwester Diane fragte mich, ob ich Schmackes genug hätte um sie runterzubringen. Häää? Wozu Schmackes, dachte ich mir noch und sagte einfach „Ja". Ich wusste ja nicht was auf mich zukommen sollte. Wir gingen ins Zimmer. Diane deckte Frau Theodor bis über den Kopf zu, zog Handschuhe an und gab mir auch welche. Dann fuhren wir sie raus, durch die Gänge zum Lift. Die Besucher kuckten natürlich komisch, denn man sah eindeutig, daß das Bett nicht leer war. Wir fuhren ins Untergeschoss, in den Kühlraum. Bevor wir den Kühlraum betraten, zogen wir noch Kittel drüber. Diane sperrte auf. Der Raum war ca. 20 qm gross, mit genau den Kühlkammern, die man auch aus dem Fernsehen kennt. Zwei Kühlkammern gab es, eine war leer. In der anderen war etwas drin. Was, sag ich später. Wir haben Frau Theodors Leiche in das Laken eingewickelt und auf die Trage rübergehievt. Dafür der Schmackes also. Wie schwer ein toter Mensch sein kann, glaubt keiner, der noch nicht selber einen gehoben hat. Die Trage wurde hochgefahren, und Frau Theodor in die Kühlkammer hineingeschoben. Ich warf noch einen Blick auf die kleine Box, die auch in diesem Kühlschrank stand und fragte Diane, ob das eine Urne sei. Diese „Box" sah aus wie ein kleiner weisser Minisarg. Sie meinte, sieht eher nach einer Totgeburt aus. Uaaahhhhh! Dann bückte ich mich ein klein wenig runter, um zu entziffern was auf dem Aufkleber stand. Ich wollte ja schliesslich nichts entehren oder in der Totenruhe stören. Es stand drauf: Foet. Ein Name, ein kürzliches Datum. Foet. für Foetus. Ehrlich gesagt, wäre ich alleine gewesen, ich hätte in die Box reingeschaut. Ich hätte sie aufgemacht, um zu schauen was drin war. So ein Gefühlsbad, zwischen Neugier, Eiseskälte und Mitleid, ich kann es fast nicht beschreiben. Mir lief die totenkalte Gänsehaut rauf und runter.

Ich kam mir vor, wie in einem Film. Die ganze kalte, düstere Umgebung, trotz des grellen Lichts, die Emotionen, die ich dabei hatte, ein unvergessliches Erlebnis für mich. Diane arbeitet sehr schnell und zügig, dass ich oft mit dem Zuschauen nicht mitkam, jeder Handgriff sitzt und so blieb mir fast keine Zeit, mir diese Situation so richtig einzuverleiben. Gott sei Dank aber auch. Wieder oben befürchtete sie, ich könnte umfallen oder es mir schlecht werden. Weder noch war der Fall. Ich lief noch einige Minuten beeiert durch die Gegend und dann war der Todesspuk auch schon wieder vorbei.

An diesem Tag bekamen wir noch eine Patientin, Frau Mexxi, 78 Jahre, aus dem Pflegeheim. Ihre Mobilität beschränkt sich auf das Stehen und Gehen, genauer gesagt ein zittriges Gewackel, mit tatkräftiger Unterstützung. An diesem Tag habe ich auch gemerkt, dass Totalpflegefälle gar nicht so schlimm sind, wie ich immer dachte. Frau Mexxi zitterte sehr stark, kam mit der Diagnose Durchfall, Bauchschmerzen, Herzinsuffizienz und Niereninsuffizienz. Was das für Pflegepersonal heisst, sollte mir sehr schnell bewusst werden. Da sie ja mit tatkräftiger Hilfe aufstehen konnte und sich auf den Toilettenstuhl setzen konnte, gab es keinen Grund ihr eine Inkontinenzhose, also eine Windel, anzuziehen. Wie gesagt, sie hatte Durchfall. Das hieß, sie klingelte alle 10 Minuten und befürchtete, etwas sei in die Hose gegangen. Also sie aus dem Bett heraushieven, sie so hinstellen, dass sie möglichst nicht umfallen konnte, die Hosen runterziehen, nachschauen, evt. saubermachen, auf den Stuhl setzen, ich wartete, sie setzte ein paar braune Spritzer ab und wieder ins Bett hinein. Manchmal schafften wir es nicht rechtzeitig auf den Stuhl, da ging halt alles in die Hose und auf den Boden bzw. das Bett. Also wieder auswischen, saubermachen, frisch anziehen, Putzfrau rufen, Schüssel reinigen, Bett beziehen. Da alles nur noch im Zeitlupentempo bei ihr ging, war es auch entsprechend zeitraubend und nervtötend. Ich versuchte so wenig wie möglich einzuatmen. Sie hatte zudem noch einen Pilz im Mund, die Zunge war ganz weiss und sie schmatzte die ganze Zeit so, streckte unwillkürlich die Zunge heraus und zog sie wieder hinein *würg*. Ich hatte dann auch noch die Ehre sie mit Brei zu füttern. Ich für meinen Teil, brauchte den ganzen Tag nichts mehr zu essen. Unter dem Essen bekam sie dann wieder Durchfall und fing dann auch noch urplötzlich an zu würgen und zu brechen. Ich war sowas von bedient, überlegte das ganze Medizinstudium hinzuschmeissen und heimzugehen. Ich tat es natürlich nicht und bedauerte dass es keinen Ganzkörperlatexanzug gab oder zumindest Handschuhe, die ich mir hätte bis zu den Schultern raufziehen können. Ich dachte sehnsüchtig daran, was für eine tolle Sache es ist mich mit meinen Klienten auf eine - saubere - Suche nach der mental-seelischen Ursache von Krankheiten begeben. Dennoch, die arme Frau Mexxi. Ich weiss, sie kann ja nichts dafür, daß sie so hilflos ist und sie hat sich auch immer wieder so viel bedankt. („Danke, Schwester, vielen vielen Dank") Hilfe, ich bin keine Schwester und will auch keine sein und mir fiel ein, warum das blöde Timing ausgerechnet mich immer ich zu ihr reinschickte. Aber den Ekel konnte ich nicht abstellen so sehr ich es auch versuchte, denn das war mir doch alles zuviel auf einmal. Ich muss aber sagen, ich habe sie definitiv von meiner Ablehnung nichts spüren lassen, ich bin professionell geblieben, denn dies muss ich mit mir selber ausmachen. Da muss ich einfach drüberstehen und da lasse ich mir nichts anmerken. Das gefällt mir immer so gut bei den Pflegern und Schwestern, diese Professionalität: Die stürzen sich buchstäblich mit Vollgas in die Sch.... rein, im wahrsten Sinne, ohne eine Gefühlsregung und ohne lang zu fackeln. Hut ab!

Mittwoch
In dieser Nacht starb wieder eine bettlägrige Patientin, Frau Maurer, 89 Jahre. Da ich gestern die ärztliche Leichenschau bei Frau Theodor verpasst hatte, nutzte ich die Gelegenheit und fragte die Ärztin, ob ich mit ihr mitgehen durfte. Sie meinte, von ihr aus schon aber sie wisse noch nicht genau, wann sie dazukommt, ich solle sie daran erinnern. Gesagt, getan. Absichtlich hielt ich mich ab da ständig wie zufällig in der Nähe der Ärztin auf, damit sie mich ja nicht vergisst, habe sie quasi auf Schritt und Tritt verfolgt. Dann war es endlich soweit. Wir gingen ins Zimmer. Frau Maurer lag bis oben zugedeckt in ihrem Bett, der Kopf war eingebunden und zwar so, daß der Unterkiefer nicht nach unten fallen kann, sondern im Zuge der Totenstarre in die geschlossene Mundstellung übergeht. Ein Kreuz stand auf dem Nachtkästchen und ein Blumenstrauss und auf ihrer Brust lag eine rote Rose. Mir liefs kalt den Rücken rauf und runter. Die Ärtzin nahm die Rose weg, schlug die Bettdecke weg und zeigte mir die Totenflecke, die sogenannten Livores (Leichenflecke). Die sind blaulila und treten als erstes an den Stellen auf, die irgendwo aufliegen. Also an der Rückseite der Beine, Arme und am Rücken und Gesäss. Sie testete die Totenstarre im Ellbogengelenk

und ich durfte auch. Ich habe bewusst einen toten Menschen angefasst. Dazu zieht man natürlich Handschuhe an. Man fasst niemals eine Leiche mit blossen Händen an. Der Arm war nur noch ganz schwer abzubiegen und bald würde alles ganz steif werden. Ich versuchte mit aller Kraft dass Ellbogengelenk abzubiegen, schaffte es aber nicht. Das bemerkt man übrigens auch bei bettlägrigen Patienten, die sich nicht mehr bewegen können. Sie werden auch ganz steif, die Gelenke ganz starr. Wie heisst es so schön? Wer rastet (bzw. im Krankheitsfalle rasten muss) der rostet. Genauso ist es in Wirklichkeit und das ist alles andere als schön sage ich euch, es ist sozusagen eine Lebendtotenstarre. Zurück zum Todesfall. Die Ärztin erklärte mir, daß die Leiche normalerweise vollständig entkleidet werden muss, dies mache man aber im Krankenhaus sehr selten, je nach Patient, besonders bei denen die schon ein paar Tage lang am Sterben sind. Man müsse unter Pflastern kontrollieren, ob nicht jemand mit dem Messer reingestochen hatte. Makaber, aber klingt logisch. Kurze Zeit später kamen dann auch die Tochter der alten Dame und deren Tochter. Beide weinten, nahmen im Zimmer Abschied von Mutter und Oma und nahmen ihre Sachen mit. Ich hätte beinahe auch angefangen zu heulen, als ich die beiden sah. Was sagst du da? Wie verhältst du dich? Antworten auf diese Fragen fand ich bis jetzt noch nicht. Es könnte ja auch die eigene Oma sein, oder? Eine wahnsinnig heikle Situation. Man darf sich nicht hineinsteigern und das auf sich beziehen. Ich denke, ich werde demnächst mal den krankenhausinternen Seelsorger dazu befragen, ob es Techniken gibt, solche Gedanken von sich abzuwehren. Der Tragik noch lange nicht genug, bekamen wir eine schwer krebskranke Patientin eingeliefert, die nur deshalb zu uns kam, weil auf der Palliativstation kein Platz frei war. Man will es nicht glauben und ich war schockiert. Die Palliativstation ist der Ort für Patienten, deren Lebensende absehbar ist und man versucht, ihnen die letzten Tage so schön wie möglich zu machen. Über schwere Krankheiten im Lehrbuch lesen ist die eine Sache, schwerkranke Menschen in Natura sehen, die andere. Frau Störmer, 53 Jahre alt(!!!), Pankreas-Carzinom, Lebermetastasen und neuerdings cerebralen Filiae, d.h. Hirnmetastasen. Bis gestern hatte sie noch ihr Leben gelebt wie jeder andere normale Mensch auch, mal abgesehen vom Krebs, dessen Gegenwärtigkeit sie sich seit einem Jahr bewußt war. Dann haben die Hirnmetastasen zugeschlagen. Ich liess mir erklären, daß Hirnmetastasen das mit Abstand fieseste sind, was eine Krebskrankheit zu bieten hätte. Wesensveränderung, Somnolenz, Desorientierung kämen von einer Minute auf die andere und einmal eingetreten, dauere es dann nicht mehr lange. Die Diagnose Pankreas-CA wurde bei Frau Stömer schon vor einem Jahr gestellt, wie ich aus dem Arztbrief entnahm. Sie und ihre Familie wussten Bescheid darüber, auch über die Lebermetastasen. Ihr könnt euch nicht vorstellen, wie schwerkranke Augen aussehen können. Frau Stömer hatte eine mittelbraune Augenfarbe und eine sehr gebräunte Haut. Die Skleren, das ist das Weisse der Augen um die farbige Iris, waren hochikterisch, also gelb, ein dicker Grauschleier über den ganzen Augen liess die Pupille verschwinden. Frau Stömer war von heute auf morgen zum Total-Pflegefall geworden. Sie war somnolent, also im Dauerhalbschlafzustand, stemmte sich jedoch immer wieder aus dem Bett hoch, schleuderte die Beine heraus, warf den Kopf zurück, verdrehte die Augen nach oben, stöhnte. Ich stand im Zimmer und fragte mich, wie wird es wohl in diesem Körper und in diesem Gehirn aussehen? Was geht da ab? Die Laborwerte waren extrem schlecht. Zum Vergleich, der normale CRP (Entzündungswert) beträgt beim gesunden Menschen < 0,5, bei ihr war er bei 14,7! Ich liess mich darüber aufklären, daß der Tod evt. noch auf sich warten lassen könnte, eben weil sie noch verhältnismäßig jung war und das Herz nicht so schnell aufgeben würde. Jedoch zeigten diese grausig-schlechten Laborwerte, daß die innerliche Vergiftung mit Riesenschritten voranschreitet. Die braune Hautfarbe, als wäre sie frisch aus dem Afrikaurlaub gekommen, resultierte daraus, dass das Leberversagen bevorstand und sich die Stoffwechselabfallprodukte, z.B. Bilirubin in der Haut und in den Skleren ablagerten. Daher die gelben Augen und dieser graue Schleier. Ich kann nicht sagen, daß mir die Frau leid getan hätte, denn ich kannte sie nur in jener Verfassung, die beinahe nicht mehr an einen Menschen, der lachen und weinen und sich freuen kann, erinnert. Eine Frau, die liebende Mutter war und Ehefrau, die gelebt hat, so wie wir es auch tun. Nur noch ein zuckender Körper. Bekommt sie noch was mit? Versteht sie es, wenn wir sie ansprechen? Kann sie noch denken? Weiss sie, was mit ihr passiert? Fühlt sie, dass sie stirbt? Wir werden es nicht mehr erfahren. Es ist eine Schande und eine so gemeine, gemeine

Ungerechtigkeit. Ich war so wütend. Aber auf wen? Niemand kann etwas dafür. Ich könnte lachen und weinen gleichzeitig.

Ich wollte mich ablenken und suchte auf der Station nach irgendetwas zu tun, also ging ich in den unreinen Raum, um die gebrauchten Geräte und Sachen vom Waschen heute früh zu desinfizieren. Ich stehe so da und wische gedankenverloren an einem Stützpolster, als mein Blick auf einen grünen Kamm fällt. Wir haben mehrere solcher Kämme auf der Station, mit denen kämmen wir den Patienten morgens die Haare. Und plötzlich konnte ich mich nicht mehr beherrschen und bekam einen Weinkrampf, daß ich mich beinahe nicht mehr beruhigen konnte. Ich habe daran gedacht, daß ich heute früh auch mit so einem Kamm einer alten Dame, die schönen feinen weissen Haare gekämmt habe und soviele davon sind im Kamm hängengeblieben. In diesem Moment haben mir die Patienten so leid getan, weil sie so schwer krank waren, so hilflos und grundlegendste menschliche Dinge nicht mehr selbst machen können. Und in diesem Moment kam Michi herein, der mich schon gesucht hatte. Er hatte natürlich sofort gesehen was los war und fragte mich ob alles in Ordnung wäre und was denn los sei. Ich habe ihm dann mein Problem geschildert und er meinte, das komme von Zeit zu Zeit vor. Mich hatten die Gefühle so überwältigt, daß meine Augen sogar eine Stunde nachdem ich mich wieder beruhigt hatte, noch verweint ausgesehen hatten. Dies sprach sich natürlich auf der Station unter dem Personal herum und so waren alle ganz rührend um mich besorgt. Aber was sollte ich machen? Wenn mir die armen Leute halt so leid tun! Natürlich kommt nach so einem Vorfall die übliche Frage: „Glaubst du schon, daß der Arztberuf etwas für dich ist?". Aber ich erklärte ihnen dann, wo der verdammte Unterschied zwischen Pfleger und Arzt ist.

Donnerstag
Heute war ich bei einer Gastroskopie, also einer Magenspiegelung dabei. Der Oberarzt, der diese Untersuchung durchgeführt hat, war ein seltsamer Kauz. In diesem Rahmen habe ich mich gefragt, warum viele Ärzte eigentlich immer so komisch sind. Aber der war wirklich urig. Ein total zusammengekniffenes Gesicht und einen Blinzeltic hat er. Ihr kennt sicherlich die Postkarte mit der alten Frau drauf, die die Lippen so nach oben zieht und das Gesicht so zusammenkneift. Genauso sah der aus. Dies lässt jedoch nichts auf die Kompetenz schliessen, das möchte ich

ausdrücklich erwähnen. Bei der Untersuchung musste ich ihm alles aus der Nase ziehen, von selber hat er nichts gesagt. Ich habe ständig gefragt, wo er sich jetzt gerade mit dem Endoskop befindet, und was dieses und jenes sei. Damit ist gemeint Schleim, Flüssigkeit, rötliche Farben innerhalb des Magen-Darm-Traktes. Es war genauer gesagt eine Ösophagogastroduodenoskopie, also eine Spiegelung durch den Mund, Speiseröhre, Magen bis in den Zwölffingerdarm. Wenn er mal was geantwortet hat, dann hat er so in seinen Schnauzer reingenuschelt, daß ich nichts verstanden habe. Ich sah die Papille, also die Stelle an der Pankreas- und Gallensäfte in den Zwölffingerdarm zusammenlaufen. Es ist schon phänomenal, was die moderne Medizin alles ermöglicht, wobei eine Magenspiegelung heutzutage eh schon wieder ein alter Hut ist. Man hört ja ziemlich oft, daß dieses Schlauchschlucken sehr unangenehm sein soll. Das glaubte ich immer auf Anhieb, es stimmt aber nicht. Den Schlauch hatte er so schnell runtergeschoben, daß ich mit dem Kucken nicht mitgekommen bin. Und es gab seitens der Patientin nicht einmal Würgereflexe. Das lag wahrscheinlich an dem Beruhigungsmittel, daß sie ihr vorher gegeben haben.

Heute war ich auch nochmal bei der Pflegedienstleitung. Ich habe darum gebeten auf mehreren verschiedenen Stationen eingesetzt zu werden, da ich mich mit vier Wochen auf einer einzigen Station unterfordert fühle und es mir nicht genug bringe. Die PDL war sofort einverstanden und hat sich darum gekümmert. Nun muss ich nicht acht Wochen auf zwei Inneren verbringen, sondern kann mir vier Stationen und damit auch vier verschiedene Fachgebiete der Medizin anschauen. Leider war die Stationsleiterin der Inneren beleidigt, weil ich einfach so woanders hingehe. Sie hatte schon für die nächsten Wochen mit mir gerechnet. Tja, was solls? Dafür dass ich schon umsonst arbeite ist das doch das Mindeste, nicht wahr?

Freitag

Bei der Übergabe habe ich erfahren, daß wir eine Patientin, 88 Jahre alt, aus dem Pflegeheim bekommen haben, die infektiös ist. Sie hat den MRSA, den methicillin resistenten Streptokokkus aureus. Dies ist ein Bakterium, welches gegen alle Arten von Antibiotika immun ist. Sie liegt isoliert. Schutzkleidung ist erforderlich. Ich habe meinen Bereichskollegen gleich gesagt, dass ich da nicht hineingehe, weil ich über diesen Keim nichts weiss und mich hygienemässig nicht genug aufgeklärt fühle. Das haben sie zähneknirschend respektiert. Das ist es mir wirklich nicht wert, mich für die Dauer dieses Praktikums so einer Gefahr auszusetzen. Die Hygienerichtlinien dieses Keims schreiben vor, daß man zu Kittel, Handschuhen und Mundschutz auch noch eine Haube tragen soll. Aber das hat keiner getan und ich habe mich sehr gewundert. Der Arzt ist sogar nur mit Mundschutz reingegangen. Inwieweit er sich drinnen noch Montur angelegt hat, weiss ich nicht. Im Übrigen finde ich die Hygienebedingungen, wenn man genau hinschaut, nicht 100%-ig.

Ich durfte heute einer Koloskopie mit Polypektomie (Darmspiegelung mit Polypenentfernung) beiwohnen. Der Patient, 49 Jahre alt, kam mit Überweisung vom Internisten, daß sich ein ca. 1 cm großer Polyp im Colon transversum, also im querverlaufenden Dickdarm, befinde. Der Chefarzt selbst hat diese Untersuchung durchgeführt. Der Patient wollte kein „Schafmittel" sondern bei seiner Untersuchung zuschauen. Der Arzt hat ihm jedoch nahegelegt, daß es besser wäre, da so ein vollkommen entspannter Zustand hergestellt werden könnte. Wie gut das war, sollte sich noch herausstellen. Die Schwester verabreichte ihm Dormicum zum Müdewerden und dann Propofol. Ich liess mich darüber aufklären, daß mit diesen Mitteln auch die Narkose bei OP´s eingeleitet werden würde. Das Propofol müsse dauergespritzt werden, da es sonst nur ca. zwei Minuten wirken würde und der Patient wieder aufwachen würde. Das Propofol wirkte nicht gut bei ihm, er wachte immer wieder halb auf und spürte scheinbar etwas, weil er schrie. Ich habe ja vorher mit dem Patienten gesprochen und kannte somit seine Stimme. Aber die Stimme dieses Schreiens war ganz anders. Mir ist es kalt den Rücken runtergelaufen, da diese Stimme nicht die war, mit der er gesprochen hatte *grusel*. So ein ganz rauhes, tiefes, kehliges Stöhnen. Mir wurde unheimlich, da ja der Raum auch noch abgedunkelt war, damit die Bilder auf dem Monitor besser zu erkennen sind. Der Arzt hat das Endoskop in seinem Darm hin- und hergeschoben und immer mit Luft aufgeblasen, so daß der Bauch ganz dick und hart wurde. Da er den Polypen nicht gleich fand, weil der überweisende Arzt die falsche Stelle angegeben hatte, wurde der Arzt sauer. Er riß sich die Handschuhe herunter, lief im Raum herum, schimpfte, zog sich neue Handschuhe an und machte weiter. Er hat ca. 6 Paar Handschuhe verbraucht bis er den Polypen endlich gefunden hatte. Dieser saß nicht im Transversum sondern im Sigmoid (man ziehe das Anatomiebuch zu Rate, für die, die keins haben: Das Sigmoid sitzt ziemlich am Ende des Dickdarmes, es ist sozusagen die letzte Kurve nach dem absteigenden Dickdarm und vor dem Rektum), also ganz woanders, als angegeben. Mit einer Metallschlinge hat er den Polypen in Stücke geschnitten und ihn dann abgesaugt. Dann haben die Anwesenden auf das Propofol geschimpft, ob dies verdünnt gewesen wäre, weil sie soviel spritzen mussten und der Patient dann von einer Schwester geholt werden musste, weil er noch beduselt war. Zwei Stunden später jedoch sah ich ihn dann schon wieder draußen beim Rauchen.

Oben besagte Patientin mit dem MRSA sollte nachmittags in ein anderes Krankenhaus verlegt werden. Wie gesagt, 88 Jahre, Pflegefall, MRSA, hätte unbedingt zur Dialyse müssen, da ihre Nierenwerte sehr schlecht waren. Das andere Krankenhaus hat sich geweigert sie aufzunehmen. Ja wie? Geht's noch? Können die das machen? Ja, können sie! Also keine Dialyse und weiterhin isoliert auf meiner Station *nerv*. Aber gut, da ich die nächsten drei Tage freihabe, ist es mir egal.

Ich durfte mit auf Visite, der Arzt, der Pfleger und ich. Der arme Mann, Herr Lukas, 69 Jahre ist wirklich schwerkrank, liegt seit nun beinahe schon sechs Wochen bei uns, also länger als ich da bin. Er leidet an Atemnot, allgemeinen Unwohlsein, es geht ihm einfach schlecht, zeitweise ist er desorientiert. Eines Nachts hatte Herr Lukas das ganze Badezimmer vollgepinkelt. Ich mache in der Frühe die Türe auf und mich hat es fast aus dem Zimmer rausgehauen, so gestunken hat es. Alles war ganz braun voll dem eingetrockneten Urin, igitt. Die arme Putzfrau. Alles was recht ist, aber das kann schon an die Substanz gehen.

Bei der Visite heute lieferte Herr Lukas allerdings den Abschuß. Wir kamen ins Zimmer rein, mit dem Befundakten-Wagen und der Arzt hat in die Unterlagen gekuckt. Wir beide haben auch mitreingeschaut. Plötzlich fängt Herr Lukas schwer an zu atmen, stöhnt und wir kucken alle hin zu ihm. Was macht er? Er liegt pudelnackt unter der Bettdecke und masturbiert! Scheinbar hat er nicht bemerkt, daß wir im Zimmer waren. Der Pfleger hat dann gehustet und das hat er dann wohl bemerkt, weil er die Augen aufriss und sofort aufgehört hat. Das Schlimme bei Herrn Lukas ist, daß man nicht weiss was er hat und auch nichts findet!

Er hat eine Herzinsuffizienz und Atemnot, soviel steht fest, aber anhand dieser Diagnosen dürfte es ihm nicht so schlecht gehen, wie es ihm geht.

Und wie fühle ich mich mittlerweile? Ich komme schon auf dem Zahnfleisch angekrochen und meine einen Koller zu haben, wegen der kranken Menschen, von denen ich dauernd umgeben bin. Wenn ich Frühschicht habe, dann bin ich bis Dienstende munter drauf, habe Elan und renne auch entsprechend rum, aber sobald ich zuhause bin und es ruhig geworden ist, werde ich bleimüde und schlafe auf der Couch ein. Gottseidank habe ich jetzt drei Tage hintereinander frei. Den Ekelfaktor habe ich noch nicht abschalten können, ich habe das Gefühl, daß er schlimmer wird. Ich will schon gar keinen Patienten mehr ohne Handschuhe anfassen, weil es mich echt anekelt. Ich bezweifle langsam, dass das noch irgendwann vergeht.

Wir haben eine kleine Schülerin auf der Station, 1. Lehrjahr, die sich regelrecht an mich dranhängt. Sie läuft mir immer nach, wenn sie sieht dass ich mich in Richtung Smoker's Corner bewege und klagt sich dann bei mir aus. Die Schwestern würden sie alle links liegen lassen, keiner kümmere sich um sie und und und. Heute habe sie Pflegeanleitung, also eine Lehreinheit, gehabt und im Anschluß daran habe man ihr nahegelegt den Beruf zu wechseln. Halloo? Ist das zu fassen? Wo ist denn die Motivation und das Vorbild der Schwestern, dass sie den Schülerinnen sein sollen? Mit Sicherheit sind die Schwestern zickig und manchmal komisch, ich kann mich jedoch nicht beklagen, da ich mich auf das medizinische konzentriere und eher den Ärzten nachlaufe, als den Schwestern und Pflegern. Wenn nichts zu tun ist, lese ich die Akten oder Waschzettel, das sind die Beipackzettel der Medikamente, kucke in den Schränken rum, probiere Spritzen aus oder quetsche die Ärzte aus. Die verdrehen schon die Augen, wenn ich ins Arztzimmer reinkomme. Aber sie sind sehr nett und mitteilsam. Sie erklären mir wirklich alles was ich wissen will, ich darf auch überall zuschauen, zuhören und mitgehen. Das finde ich toll. Ich werde es später genauso machen.

Und nun habe ich erst einmal drei Tage frei, Samstag, Sonntag und Montag. Mein Gott, bin ich froh.

Montag

Morgen muss ich wieder um 6 Uhr antreten. Der freie Tag heute ist gar nicht gut gelaufen. Ich hatte Magenschmerzen, war depressiv, nichts schmeckte mir und ich jammerte den ganzen Tag rum. Ich habe verdammte zwiespältige Gefühle, weil ich morgen da wieder reinmuss. Das frühe Aufstehen, die Schufterei. Auf der anderen Seite bin ich schon wieder gespannt, was alles passiert. Wieviele Patienten wir übers Wochenende neu hinzubekommen haben, was die haben, welche heimgegangen sind, was so los war. Am meisten gespannt bin ich auf Frau Heck, eine 68-jährige Dame mit einem täglich schlimmer werdenden Erysipel am Unterschenkel. Seit Freitag hatte sie Rivanol-Verbände bekommen, die übrigens nach der Kornährentechnik gewickelt werden. Ich bin wahnsinnig neugierig darauf, wie es ihrem Bein geht. Sie ist eine so liebe Frau und ich wollte doch noch so gerne mit ihr sprechen. Aber bisher fand ich einfach die Zeit nicht dazu. Seht ihr, mir als Praktikantin geht es schon genauso.

Ehrlich gesagt ich habe eine richtige Angst davor, falls wir wieder Halb-Pflegefälle, also hilfebedürftige alte Menschen bekommen haben, denen man bei jedem Schritt und Tritt helfen muss. Anfangs bin ich dabeigeblieben, während sie auf dem Toilettenstuhl sitzen und habe mich so richtig an diesem einzigartigen Geruch gelabt *würg*. Aber dann habe ich herausgefunden, daß ich sie alleine sitzen lasse und ihnen die Glocke in die Hand drücke. Wenn ich Glück habe und das Timing gut hinbekomme, bin ich grade woanders und jemand anders muss sie fertig machen. Ja ich weiss, das klingt gemein, es ist jedoch nichts weiter als blosser Selbstschutz, meine Lieben.

Ihr erinnert euch doch sicher an Frau Theodor? Die alte Dame, die gestorben ist und bei deren Kühlung ich dabei war. Frau Theodor hatte keinen Menschen mehr auf dieser Welt ausser ihrem Schwiegersohn, der auch schon über 70 Jahre alt war. Sie hatte sogar ihre Tochter überlebt, die sich vor ihrem Tod um sie gekümmert hatte. Gestorben bei uns im Krankenhaus ist sie ganz alleine. Ihr Herz hat einfach aufgehört zu schlagen, als die Sepsis zu gewaltig wurde und die versiegenden Stoffwechselmechanismen die Sauerstoffversorgung gehemmt haben. Niemand war bei ihr, niemand hat sich um sie gekümmert, keiner ist an ihrem Bett gesessen. Sogar ich war nur aus reinem medizinischen Interesse in ihrem Zimmer drin. Es ist eine Schande. Es ist einfach so.

Ich weiss nicht einmal, wie die Beerdigung abläuft, wenn es niemanden mehr gibt, der sich darum kümmert. Aber das will ich lieber gar nicht wissen.

Dienstag und Mittwoch

Mittlerweile gehe ich äußerst widerwillig zum Dienst. Erstens weil es die letzten Tage, trotz gefüllter Station, nicht sehr viel zu tun gab, denn der Großteil der Patienten sind gottseidank mobil und können sich selbst versorgen bzw. manche brauchen nur wenig Hilfe. Zweitens wird es mir langsam langweilig. Ich bin der Meinung, ich habe genug gesehen vom Pflegedienst der Inneren Medizin und ich würde gerne mehr tun, kann bzw. darf aber nicht, weil es für Praktikanten einfach Grenzen gibt. Und weil ich gemerkt habe, dass die Arbeit der Krankenschwester bzw. des Pflegers ziemlich stupide ist, wenn man es genau betrachtet. Sie tun tagtäglich das Gleiche, obwohl natürlich die Patienten immer wieder wechseln bzw. neue Krankheitsfälle kommen. Dennoch vermisse ich die Denkarbeit, oft beschränkt es sich auf das reine Handeln auf dem FF oder kommt mir das nur so vor? Also auf Dauer nichts für mich. Ich investiere sehr viel Zeit, um mit den Patienten zu sprechen. Ich werde wahrscheinlich nie mehr wieder soviel Zeit für Patienten haben wie in diesem Praktikum. Ich lasse mir ihre ganze Krankengeschichte erzählen, sie erzählen, je nach Zustand, von ihrem Leben, von ihrer Familie, äußern mir gegenüber Todeswünsche, erzählen wirklich jedes kleinste Detail. Ich habe die Patienten natürlich darüber aufgeklärt, daß ich Ärztin werde, das macht sie nochmal um einiges aufgeschlossener und redefreudiger. Sie reden und reden und ich höre zu. Dabei beobachte ich sie immer ganz genau, ihren Gesichtsausdruck, ihre Augen, ihre Mimik und Gesten. Ich frage sie vor allen Dingen danach, ob in der Zeit vor der Krankheit, es kommt natürlich immer auf die Krankheit an, psychische Belastungen aufgetreten sind. Familiär oder beruflich oder persönlich. Ich frage sie nach Stress, ihrem Beruf, ob sie mit ihrem Leben, neben der Erkrankung, zufrieden sind. Ich stelle fest, daß ich dadurch meine Menschenkenntnis gut schulen kann. Ich habe mir im Übrigen so etwas wie einen diagnostischen Blick angewöhnt. Das heißt, Augen, Hautfarbe und –beschaffenheit, Körperbau und –zustand, Erscheinungsbild, ob fit, erschöpft, gereizt, guter Dinge oder schlechter Gedanken. Ich achte auf ihre Stimme, ihren Tonfall, wie sie atmen und sich bewegen. Ich nutze meine Zeit dafür und stelle mich auch schonmal eine halbe Stunde zu ihnen hinein.

Wir haben einige Fälle von Leberzirrhose oder anderweitiger Schädigung der Leber auf der Station. Ein Patient Herr Zorze leidet an einer Leberschädigung. Ich muss zu meiner Schande gestehen, daß ich nicht genau weiss was er hat, obwohl ich heute bei der Visite dabei war. Ich werde aber gleich morgen in der Akte nachsehen. Jedenfalls ist Herr Zorze von Kopf bis Fuß GELB. So etwas von gelb habe ich noch nie gesehen. Also richtig gelb. Die Haut, die Augen, der ganze Mensch. Ich weiss nicht, ob ihr das kennt, aber manchmal fragt man sich doch gegenseitig, ob man gelbe Augen hat, weil man gerade mal was von Leberkrankheiten in einer Illustrierten gelesen hat. Hat man jedoch einmal so etwas Gelbes gesehen, dann weiss man was man gelb ist und fragt niemanden mehr. Er liegt den ganzen Tag in seinem Bett und steht nicht auf. Man hört und sieht nichts von ihm. Ab und an läutet er, wenn er in die Urinflasche ausgeschieden hat. Normal ist Urin, selbst wenn er stark konzentriert ist, „nur" sehr gelb. Bei ihm ist er dunkelbraun. Es ist einfach schlimm, solche Pathologien live zu sehen. Und wieder einmal hat das Lehrbuch recht. Herr Demur leidet auch an einer Leberzirrhose. Man kann bei ihm beobachten wie er täglich gelber wird. Zugleich hat er Ödeme am ganzen Körper. Zitat einer Schwester zum Arzt: „Er wird immer voller." Der Bauch wird immer dicker, die Beine auch, er kann sehr schlecht atmen, lehnt mittlerweile jedoch Sauerstoffgabe ab. Er liegt zum Großteil nur noch ausgestreckt auf seinem Bett und keucht vor sich hin. Dagegen kann man, wer hätte es gedacht, nichts machen. Ärztliche Kunst am Ende, wo sie am dringendsten benötigt werden würde. Der arme Mann quillt auf und auf und keiner kann was tun. So wie ich den Arzt verstanden habe, wird das nicht mehr geheilt werden können, was bedeutet, dass er, nur Gott weiss wann, daran sterben wird.

Einen Patienten haben wir bekommen, der mit Bauchbeschwerden kam. Es bestand Verdacht auf Magencarzinom. Der Fall war anscheinend so spannend, daß der Chefarzt selbst kam. Und jedesmal wenn der Chefarzt mit dem Stationsarzt Visite geht, bin ich natürlich mit von der Partie. Herr Manch war in seinem Zimmer und saß auf seinem Bett. Ich fragte mich, ob er etwas ahnte oder ob er von gar nichts wusste. Der Chefarzt klärte ihn darüber auf, was sie zu tun gedenken und ich dachte mich trifft der Schlag. Überbringt dieser doch dem Patienten die

Wahrscheinlichkeit einer tödlichen Diagnose, als würde der KFZ-Meister einen Fehler im Motor suchen. Es könnte sein, dass er einen Tumor habe und diesen sind sie gerade dabei zu suchen. Aber er solle sich gedulden, sie sind dran und die Untersuchungen würden anlaufen. Ob gut- oder bösartig das stellt sich dann automatisch heraus und er solle jetzt erstmal abwarten. Ich dachte ich höre nicht richtig. Der Tonfall und die Wortwahl. Ich weiss nicht, ob das so angemessen ist. Dieser Patient ist auch noch gar nicht mal so alt, vielleicht um die 55 Jahre. Hallloo? Kann man das nicht anders rüberbringen? Meine Idealvorstellung des Arztseins wurde in diesen fünf Minuten gekippt und ich in meiner Meinung bestärkt, ein Arzt unterscheidet sich vom KFZ-Mechaniker nur durch das Objekt. Ist es nicht doch so, dass man als Arzt mit der Zeit so abstumpft, daß man schon gar kein Einfühlungsvermögen und Gefühl für das Gegenüber als Mensch hat? Auf der einen Seite ist es faszinierend, daß der Arzt solch eine Macht hat, wie soll ich sagen, das Leben eines Menschen von einer Sekunde zur anderen zu ändern, nur dadurch, daß er ihm so etwas sagt. Ich weiß, man hätte auch andere Worte wählen können, die Botschaft wäre jedoch die gleiche gewesen. Aber mit den richtigen Worten könnte man doch einem Menschen Hoffnung und Zuversicht geben, trotz einer wahrscheinlich tödlichen Diagnose. Vielleicht könnte man seinen Überlebenswillen und seine Selbstheilungskräfte aktivieren, den Kämpfer mobilisieren. Ich habe mal von einem Kind gehört, das Leukämie hatte. Die Chemotherapie wurde dem Kleinen so erklärt, daß in dieser Flüssigkeit lauter winzig kleine aber ganz ganz starke Polizisten wären, die sich in seinem Blut auf die Suche nach den bösen Krebszellen machen und diese vernichten würden. Zum besseren Verständnis für das Kind malten sie ihm das auf das Beinchen auf. Das Kind stellte sich das bildlich vor, wie kleine Polizisten die Bösen töten. Und die Leukämie konnte tatsächlich besiegt werden, eben weil die Psyche entsprechend angefeuert wurde. Kann man denn einem erwachsenen Menschen, natürlich auf adäquate Art, dies nicht auch so beibringen? Derart vielleicht, daß gleich zu Beginn an seine Selbstheilungskräfte aktiviert werden? Warum muss der Arzt so tun, als läge es in seinen Händen, über das Leben des Mannes zu entscheiden und dieser sei vollkommen machtlos? Jedesmal wenn ich so etwas mitbekomme, dann kommt mir die Galle hoch. Das ist genau das

Verhalten, das ich später einmal nicht möchte. Ich nehme mir vor, alles zu tun, um mir das ständig vor Augen zu halten. Wird man als Arzt mit der Zeit wirklich so technisch und reduziert alles auf die Untersuchungen? Es fehlt jemand der motiviert, aktiviert und mobilisiert! Dabei war kürzlich erst eine medizinische Dokumentation im 3sat. Dort ging es um das Krankreden von Patienten. Die Krebsvorsorge wurde in dieser Dokumentation behandelt. Ich persönlich bin seit jeher der Meinung, „Krebsvorsorgen" dienen rein der statistischen Erhebung, wann welcher Krebs bei wem entdeckt wurde. Und wenn man etwas sucht, dann findet man auch etwas. Notfalls sucht man solange bis man etwas findet. In dieser Sendung wurde gesagt, daß jeder dritte Mann Prostatakrebs erleidet. 90% davon leben mit diesem Krebs ohne ihn jemals zu bemerken und sterben schließlich an ganz etwas anderem. Würde man diese Menschen aber darauf hinweisen, daß sie Krebs haben, dann nimmt das Schicksal seinen Lauf. Sie werden zu Tode untersucht, bis das gefunden wurde, was man gesucht hat. Und sie leben vom ersten Augenblick mit dem Wissen sie hätten „Krebs". Die Psyche tut ihr Übriges dazu und schon ist die schönste Krebskrankheit am Dampfen. Oder ein anderes wahnwitziges Beispiel. Der diabetische Fuß. Diabetiker leiden im Rahmen ihrer Krankheit an Stoffwechselstörungen, die dazu führen dass die arterielle Versorgung nicht mehr so läuft wie sie laufen soll. Der Fuß wird unterversorgt, Gewebe geht hinüber. Ich will nicht sagen, stirbt ab, denn in vielen Fällen könnte man den Fuß erhalten. Dann spricht man übrigens von konservativer Medizin. Nun sagte ein Arzt in dieser Dokumentation, daß das Krankenhaus viel mehr verdiene, wenn sie das Bein amputieren und den Patienten auf Reha schicken, als wenn sie konservative Medizin anwenden und das Bein heilen. Keine Kommentare mehr von mir. Denkt euch euren Teil selber. Soviel zum Thema Krankreden und Beschneidung der Ausübung ärztlicher Kunst.

Schwester Sonja ist im Grunde eine ganz liebe. Auf den ersten Blick wirkt sie genervt und eine Spur arrogant und Schülerinnen tendieren dazu sie mit Samthandschuhen anzufassen. Aber da ich ja Praktikantin für das Medizinstudium bin und psychologische Vorkenntnisse habe, konnte ich angemessen damit umgehen und sie sogar damit konfrontieren, ob sie zur Zeit irgendeine Grenze erreicht hat, weil sie nach außen wirkt, als ob ihr der Job keinen Spaß mache. Aber das wäre gar nicht so. Sie bedauere, daß sie für die Patienten keine Zeit habe und immer alles schnell schnell machen müsse. Sie liebe den Job und mache ihn total gerne. So spricht sie, ich glaube ihr es aber nicht. Ihre Körpersprache und ihr Ausdruck, ihr Verhalten gegenüber Patienten, ihre Ausdrucksweise, sagen etwas anderes.

Notfallalarm hatten wir heute auch. Eine ältere Patientin hatte gestern einen Herzkatheter bekommen. Ich stehe auf dem Flur und plötzlich höre ich die Schwester schreien: „Holt einen Doktor, schnell, schnell". Ich rase ins Ärztezimmer, trommle alle zusammen, zu dritt kamen sie. Die Patientin war in der Zwischenzeit schon wieder bei sich. Sie hatte plötzlich erbrochen, war ohnmächtig geworden, im Gesicht ganz weiss, der Blutdruck sehr hoch. Sie bekam Kortison und Ringer-Lösung und es ging ihr dann auch wieder gut. Sie wusste gar nicht was mit ihr geschehen war. Retrograde Amnesie nennt man das auf schlau.

Ein süßes Erlebnis hatte ich auch. Ein ganz lieber älterer Patient saß beim Frühstückausteilen auf seinem Bett mit offenem Hemd und Hose. Er durfte heute nach Hause gehen. Das Frühstück stand auf seinem Nachtkästchen, die Türe war offen. Ich kannte ihn kaum und fragte ihn, was denn los sei. Da sagte er, die Schwester habe gesagt, sie komme gleich wieder und jetzt sässe er schon so lange da. Besagte Schwester war übrigens eine überforderte Schülerin. Er könne sich das Hemd nicht zumachen und die Brote auch nicht streichen, weil er so ein Kribbeln in den Händen hätte. Mir hat er so leid getan. Ich habe ihm dann das Hemd zugeknöpft, es in die Hose gestopft, ihm zwei Marmeladebrote gestrichen und ihm seine Milch in die Tasse geschenkt, damit er überhaupt etwas essen konnte. Zum Dank dafür gab er mir fünf Euro Trinkgeld. Ich habe dann darauf verzichtet, nach der schuldigen Schülerin zu suchen und sie kräftig zusammenzufalten, weil sie den lieben Mann einfach so hatte sitzen lassen. Über sowas könnte ich mich tierisch aufregen. Irgendwie denke ich mir, daß dieses Pflegepraktikum auch dazu dienen könnte, potentielle Ärzte in spe abzuschrecken.

Heute war ich mit dem Sationsarzt des ersten Bereiches auf Visite. Ich könnte mich jetzt noch aufregen. Sowas von unfähig mit Patienten angemessen zu sprechen, habe ich noch nicht erlebt. Es beginnt damit, daß ihm während des Mittagessens der Patienten plötzlich einfällt, Visite zu latschen. Eine Schwester musste dafür sofort abkömmlich sein. Und ich ging auch mit, da ich mich dann vor dem Essenausteilen drücken konnte. Besagter Arzt ist fachlich brilliant, Patienten gegenüber etwas hilflos wirkend, dahingehend mit ihnen zu sprechen, so dass sie es verstehen. Zunächst einmal sieht er aus wie das wandelnde Chaos. Zerzauste Haare, Ränder unter den Augen. Vom vielen Dienst? Nun gut, die Patienten waren gerade am Essen als wir ins Zimmer reinplatzen. Einer Patientin, die auch noch schwerhörig war und die davon überzeugt war, dass ihre Atemprobleme von der Lunge kämen erklärte er, daß ihre Dyspnoe von ihrem Hochdruckherz käme und das schon so passe. Das wäre ganz normal. Halloo? Erstens einmal hat sie seine Fachsprache nicht verstanden, zweitens seine Lautstärke nicht. Die anwesende Schwester Sonja sagte noch zu ihm, in Anwesenheit der anderen zwei Patientinnen, Zitat: „das kapiert sie nicht" (damit meinte sie die Patientin). Er versuchte tölpelhaft es einfacher zu erklären, aber das war ihm nicht möglich. Er liess eine Patientin zurück, die jetzt auch nicht schlauer war als vorher. Ich finde es nicht gut, so mit Patienten umzugehen. Wenn er eh nur ein paar Minuten Zeit hat für sie, dann soll er diese doch sinnvoll nutzen. Das würde ihm im Übrigen selbst auch gut tun. Er redet und arbeitet so, wie es seinem inneren Zustand entspricht, dieses Gefühl habe ich bei ihm. Irgendwie tat er mir auch leid. Bei anderen Patienten versuchte er dann noch witzig zu sein, aber das ging halt voll in die Hose. Dieser Arzt steht völlig neben sich, so kommt es mir vor. Manchmal dachte ich mir auch, daß man vielleicht besser Medizin machen könnte, zwar mit Krankheiten, aber ohne Patienten. Ungefähr so wie bei Dr. House: „Sind wir Ärzte geworden um Patienten zu behandeln?" – House: „Nein, um Krankheiten zu behandeln. Die Patienten vermiesen den meisten Ärzten auf der Welt das Leben." Liebe künftige Kollegen, bitte! Werdet nicht auch so. Das kommt einfach nicht gut rüber. Ich habe mich danach noch mit ihm unterhalten, weil er mich fragte, wozu ich dieses Praktikum mache. Das hat er mich übrigens schon zweimal gefragt. Habe es ihm nochmals erklärt und er meinte, ob ich mir das gut überlegt habe, er würde es nicht mehr machen und war total negativ. Komisch, warum raten soviele Ärzte bloss davon ab?

Mittags, ich bin schlapp und k.o., schleppe ich mich zum 13-Uhr-Blutzuckermessen. Ich schleppe mich, weil es auf der Station heiss und schwül, ich hundemüde und das Mittagsloch präsent war und ich zudem überhaupt keine Lust mehr auf diese Station habe. Prompt wird mir das von einer Patientin vorgehalten. Nicht auf böse Art sondern mehr auf liebevolle und sie fragte mich, ob ich mich während der Messung auf ihr Bett setzen möchte, bevor ich noch umfalle. Hoppla! Ich muss zu meiner Schande gestehen, daß ich nicht auf mein Erscheinungsbild geachtet habe, als ich das Zimmer betrat. Die Patienten merken das sofort und ich bin heilfroh, daß sie mich darauf angesprochen hatte. So konnte ich meine Haltung korrigieren. Ich darf und will schließlich nicht zeigen, daß ich gerade schlecht drauf bin, daß mir heiß ist und ich aus diesem Irrenhaus rausmöchte, weil es mich annervt.

Ich habe im Übrigen festgestellt, daß man gut die verschiedenen Persönlichkeiten studieren kann, wenn alle in weiss sind. Der Charakter kommt dabei so richtig zum Vorschein. Dies wird hier viel offensichtlicher, als wenn sich beispielsweise in einem Büro alle hinter ihren schicken Klamotten verstecken und in ihre Rollen als Sekretärin, Manager oder was weiss ich schlüpfen. Die gleiche Kleidung im Krankenhaus bringt die Menschen dahinter zum Vorschein und eines jeden Wesen wird sichtbar. Achtet mal darauf!

Donnerstag
Mein letzter Tag auf der Inneren! Gott sei Dank! Ich muss sagen, das Geplärre wegen dem Ärztemangel in Krankenhäusern wundert mich gar nicht mehr. Alleine schon die Einblicke, die man während des Pflegepraktikums bekommt, schrecken einen gehörig davon ab, klinisch arbeiten zu wollen. Mich zumindest. Was ich alleine in den drei Wochen Innere erlebt und mitbekommen habe, hat mich tatsächlich zu dem Entschluß geführt, bestimmt nicht klinisch zu arbeiten. Liebe Frau Schmidt, die du diesen Dienst in deinem Bundesgesetz vorschreibst: Du bist selbst daran schuld, wenn es in Deutschland bald keine praktischen Ärzte mehr gibt und diese lieber hochbezahlte, ruhige Jobs in Krankenkassen oder in der Forschung annehmen oder gar ins Ausland abwandern! Diese Zustände sind einfach bloss noch lächerlich. Ausgerechnet mit Ärzten, die die schwerste, längste und teuerste Ausbildung haben, wird solch ein Schindluder getrieben. Es ist zum Weinen!

Dieser Tag heute hatte es in sich. Wir hatten ab 6 Uhr morgens gehörige Action auf der Station und alle Schwestern waren betroffen. Unser dementer älterer Patient, Herr Ahrend, war bereits in der Nacht extrem unruhig gewesen. Er hat nicht geschlafen und ist die ganze Nacht auf der Station rumgewandert. Die Nachtschwestern konnten ihn zwar immer wieder ins Zimmer geleiten, aber dort blieb er nicht lange. Er brachte nicht nur den Ablauf während der Nacht durcheinander, sondern auch seine Mitpatienten. Er trank von seinem Bettnachbarn die Wasserflasche leer, spielte an dessen Infusion (an der des Zimmernachbarn) herum, daß dieser panisch nach der Nachtschwester schrie und rannte ständig auf den Flur hinaus. Der arme Herr Ahrend hat scheinbar gar keine klaren Momente mehr, dazu kommt noch, daß er schon seit zwei Wochen im Krankenhaus ist und wahrscheinlich der Koller sein Übriges dazu tut. Nun gut. Für die Zeit der Übergabe stellten die Schwestern einen Plastikbecher mit drei Löffeln auf die Türklinke, damit wir hören, wenn er wieder herauskommt. Das ging so: Geschepper, Schwester hin, ihn wieder rein, halbe Minute später wieder Geschepper und so ging es weiter. Während wir alle dann beim Frühdienst waren, wetzte er die Station auf und ab und wollte immer „nach oben". Er müsse zum Chef, er habe keine Zeit, er habe Arbeit und er könne sich nicht mit uns abgeben. Auf die Frage, was er denn oben wolle, kam die Antwort: Das ginge keinen was an, das wäre seine Sache ganz allein. So ging es einige Zeit weiter. Ich habe mich dann um ihn gekümmert, ihn wieder mit ins Zimmer genommen und zu ihm gesagt, dass ich eine wichtige Arbeit für ihn hätte. Dann hat er mir beim Machen seines Bettes geholfen, er hat die Laken ganz fest gehalten. War das süß. Ich habe ihn dann überredet eine frische Hose anzuziehen, das hat er auch gemacht und dann einstweilen Zeitung zu lesen, bis der Chef von oben anruft und ihn zu sich ruft. Das hat er für eine ganz kurze Zeit geglaubt, was ihn aber nicht daran hinderte sogleich wieder rauszukommen. Dann belagerte er eine Schwester, weil er wissen wollte wo es hinaufgeht. Diese hatte aber keine Zeit, sich mit ihm abzugeben, weil sie ja ihre Patienten zu versorgen hatte. Daraufhin wurde er wütend und schlug die Kurve vom Durchgangswagen und schubste eine Schwester, die gerade mit einer gebrochenen Ampulle aus einem Zimmer kam und diese sich damit schnitt. Die Schwester wurde zornig, wies ihn mit scharfer Stimme darauf hin, dass er das nicht tun dürfe und wollte ihn am Arm wieder zurückführen, da schlägt er plötzlich aus und trifft sie im Gesicht. Eine zweite Schwester eilt herbei und will ihr helfen, schon bekommt auch sie einen Schlag ab. Dann packen sie ihn gewaltsam an den Armen und er schlägt wieder mit beiden Armen aus und trifft sie nochmal. Noch zwei Schwestern eilen herbei und schleifen den tobenden Mann in sein Zimmer hinein. Währenddessen holte eine Schwester das Werkzeug zur Fünf-Punkt-Fixierung. Wir drücken ihn in sein Bett, wir brauchten vier Leute um ihn festzuhalten und zwei haben die Gurte befestigt. Diese Gurte sind übrigens eine Plage. Unendlich kompliziert am Bett festzumachen und dann wiederum den Patienten damit festzumachen. Er wurde mit einem Gurt über dem Bauch und an den Armen und Beinen festgemacht. Währenddessen schrie er nach dem Doktor und drohte jedem von uns, dass wir sowas von dranwären und er würde auch nichts mehr für uns tun. Dann lag er den ganzen Vormittag auf seinem Bett und wir hatten Ruhe. Mir tat er nach einiger Zeit schon richtig leid, wie er so festgekettet auf seinem Bett lag. Er wollte dann nichts essen und nichts trinken zum Frühstück und Mittagessen wollte er auch keines. Dann hatte er in die Hose gepinkelt, wir mussten die Fixierung kurz lösen, aber er verhielt sich ganz brav. Wir haben dann überlegt, ihn wieder loszumachen, weil er uns beiden leidtat. Aber dann fing er nochmal an uns zu drohen, daß wir dranwären. Das ganze Schauspiel war einerseits so putzig wie gefährlich, weil er doch zum Großteil so tollpatschig war und doch immer so gute, demente Sprüche brachte. In dieser ganzen Aufregung kam auch noch der Frühstückswagen und nun brach die Hektik aus. Wir waren mit den Patienten hinten dran und das Frühstück wurde kalt. Ich schob diesen riesigen, schweren Wagen hektisch schnell umher und knallte gegen einen Türstock, so dass eine erhebliche Menge Kaffee überschwappte. In einem anderen Zimmer schiß zur gleichen Zeit ein fetter Patient, der auch zur Toilette hätte gehen können, das Bett voll, so daß die zuständige Schwester gehörig ins Schwitzen und Verzweifeln kam. Ich habe mir bloss noch gedacht, lieber Gott lass es 14.15 Uhr werden und lass mich hier raus. Und wieder hasse ich das Essenausteilen wie die Pest. Dauernd rennen soviele Leute um den Wagen herum, du musst ständig mit der Nüchtern-Liste vergleichen, daß nicht aus Versehen ein Patient Essen bekommt, der nüchtern bleiben muss. Zu dieser Zeit kam es auch noch zu einem anderen Zwischenfall. Eine Patientin stürzte plötzlich aus ihrem Zimmer heraus und schrie, da gehe sie nicht mehr rein und das wäre eine Zumutung und sie müsse sich gleich übergeben. Ich denke mir, um Gottes willen, was ist da los und mir schwante fürchterliches, aber so etwas fürchterliches nun auch wieder nicht. Die Mitpatientin war eine alte Russin. Die Frau war total verwahrlost und ging mit ihren Exkrementen nicht gerade hygienisch um. Sie trug dauernd Windeln, war aber mobil, ging selber zur Toilette. So nah war ich ihr noch nie gekommen um festzustellen, was da in ihrem Zimmer abging. Die Russin wurde heute entlassen und sie begann kurz vor dem Frühstück ihre „Sachen" zu packen. Sie hatte in den zwei Wochen in denen sie bei uns war, was aber nie jemand gemerkt hatte, ihre vollen Windeln in Plastiktüten gesammelt und in ihrem Schrank verstaut, wo auch ihre Kleidung war. Mir war zwar aufgefallen, daß sie ihre vollen Windeln und Waschlappen und Handtücher gerne im Badezimmer herum verstreute, daß sie ihre Toilette nicht spülte und das Bad immer ziemlich dreckig war und stank, wenn sie herauskam. Zudem schien sie zeitweise dement zu sein, sie führte russische Selbstgespräche ungefähr so: Brzka, Brzka, Buschka, Brzka..... etc. Ich habe mich nie richtig um sie gekümmert, weil sie mir einfach komisch war, aber was sie an diesem Morgen lieferte, sprengte wirklich jegliches Gefühl für Mitleid. Sie leerte also die Plastiktüten auf ihrem Bett aus und warf ihre ganzen Klamotten drauf. Ihr könnt euch nicht vorstellen, wie das gestunken hat. In Windeseile breitete sich dieser Gestank auf der ganzen Station auf. Die Mitpatientin ging den ganzen Vormittag nicht mehr in dieses Zimmer hinein und sass dauernd auf dem Gang. Ich konnte sie gut verstehen. Am späten Vormittag ist die Stationsleiterin dann auf die glorreiche Idee gekommen, die stinkenden Sachen luftdicht in Säcke verstauen zu lassen. Die arme Stationshilfe, die das erledigen musste. Aber mir war es egal. Ich habe mich tunlichst von dem Zimmer ferngehalten und bin nicht näher als 10 Meter an diese Frau rangegangen. Ich habe mir gedacht: Hau bloss ab und verrotte irgendwo vor dich hin. Ich war schon ziemlich genervt und hatte von jeglicher Kacke, Pisse, Kotze und dem Anblick schwerkranker Menschen die Nase sowas von voll. Ich konnte nicht mehr. Ich dachte mir immer bloss: Ich will Medizin studieren, bloss Medizin studieren und nicht Leuten ihren Arsch auswischen und in ihrem Kot rumwühlen. Hilfe, lasst mich hier raus!

Der Patient Herr Solzki ist auch so ein Kandidat. Diesen Menschen willst du nicht mal anschauen, so gruselig schaut der aus. Jedesmal wenn ich ihn gesehen habe, dachte ich ich bin in einem Horrorkabinett. Ab 11 Uhr heute bin ich in kein Zimmer mehr rein, von dem ich wusste, daß Patienten drin sind, die auf der Schüssel sein könnten oder sonst was in der Richtung. Und heute, heute war ich sowas von froh, daß der Stationsarzt Visite gehen wollte als gerade das Mittagessen kam. Ich war schon ziemlich an meiner Grenze. Ich weiss natürlich, daß die armen Leute nichts dafür können und dass sie sich das bestimmt nicht ausgesucht haben und auch nicht im Krankenhaus wären, wenn es nicht unbedingt sein müsste. Und manchen ist es auch peinlich, von Kopf bis Fuß versorgt werden zu müssen. Vor allem habe ich festgestellt, daß viele Männer es gar nicht wollen, daß man als Schwester an ihnen rumwäscht. Lieber sagen sie, die Hose ist noch sauber oder sie hätten gestern abend geduscht oder irgendetwas. Ich habe ihnen dankend geglaubt, denn ich hätte ehrlich gesagt nicht den Nerv gehabt, das zu tun. Gott sei dank bin ich bisher keinem männlichen Patienten so nahe gekommen, ausser damals diesem Ekelpaket *würg*.

Die Schwestern haben mir heute in der Pause gesagt, daß ich so ganz anders wäre als andere Praktikanten. Ich fragte nach, wie. Ich würde mitanpacken, was man von den bisherigen Praktikanten nicht behaupten hätte können. Die gingen zwar auf die Glocke, sind aber dann sofort gekommen und haben mitgeteilt, Herr XY müsse auf den Stuhl. Sie haben nichts gemacht und sich lieber davor gedrückt. (Meine lieben Kommilitonen, das muss sich ändern!) Nun gut, ich habe gemacht wozu ich in der Stimmung war. Mal hat es mir weniger ausgemacht, mal mehr. Wenn ich etwas nicht tun wollte, dann habe ich das abgelehnt und begründet, daß ich dazu nicht in der Lage wäre, weil ich das nicht hundertprozentig wisse. Dies hat immer geklappt. Aber rumstehen und nichts tun ist auch nicht mein Ding, da die Zeit sonst nicht vergeht und ich bei aller Spannung doch schnell wieder rauswollte aus dem Krankenhaus. Dieses Praktikum hat mir bisher die felsenfeste Erkenntnis gebracht, daß ich nicht klinisch arbeiten werde. Wenn dann höchstens Chirurgin, dann bekomme ich die hergerichteten und fertig abgeführten und narkotisierten Patienten, das sollte vielleicht erträglich sein. Entschuldigung, ich weiss, ich bin gemein, aber da kann dir schon mal der Kragen platzen.

Ich habe allerdings festgestellt, daß ich irgendwie ruhiger und geduldiger geworden bin. Das kommt vielleicht daher, daß man auf die Patienten immer warten muss, obwohl man eigentlich gar keine Zeit hätte. Mir wurde schon von den Schwestern desöfteren gesagt, dass ich später mal, wenn ich Ärztin bin, unbedingt auf die Schwestern hören sollte und sie miteinbeziehen soll. Denn die meisten Ärzte, die von der Uni kommen, tun ganz arrogant, sie sind ja Ärzte und das nur Schwestern. Sie meinten, ich fahre gut damit, denn dann bekäme ich auch ordentliche Unterstützung. Am Anfang habe ich nicht verstanden, worauf die hinauswollten. Aber mittlerweile weiss ich was sie meinen. Als junger Arzt auf Station bist du noch nicht vertraut damit, was für Medikamente du wann anordnen sollst und was du tun sollst, wenn dieses und jenes eintritt, zum Beispiel bei Synkopen, also kurzen Ohnmachtsanfällen oder ähnlichem. Lacht nicht, aber die Schwestern wissen genau, was zu tun ist und wo sie hinlangen müssen. Also bilden wir uns nicht soviel drauf ein, wenn wir mal Ärzte sind und beziehen die Schwestern mit ein. Dann haben wir sie hinter uns und das zahlt sich auf alle Fälle aus.

Somit ist das Kapitel Innere Medizin für mich abgeschlossen.

Zweiwöchiger Einsatz auf der Intensivstation

Freitag

Heute war mein erster Tag auf der Intensivstation. Ich hatte Frühdienst von 6.00 – 14.15 Uhr. Hmm... wie und wo soll ich anfangen zu erzählen, wie soll ich meine Emotionen und Eindrücke adäquat hineinbringen? Ich erzähle einfach erstmal chronologisch von Anfang an. Um 6 Uhr früh kam ich in die Schicht und bekam als erstes die schicken hellblauen Klamotten (Hemd und Hose) verpasst. Ich hatte schon befürchtet, ich müsse mit dem Praktikantenzeug herumrennen. Nun gut, also die hellblauen Sachen sind viel hübscher, jedenfalls verhältnismäßig. Ich merkte bereits in der Früh, dass alle seltsam gut drauf sind. Sie machten Gaudi, dass es nach 10 Minuten bereits lächerlich wurde und ich mir dachte, oh Gott, wo bin ich da bloss hingekommen. Ich bin dann mit Pfleger Gregor mitgegangen, der echt nett war und mir sehr viel erklärt hat. Es gibt 11 Intensivbetten und jeder Pfleger bzw. Schwester hatte zwei bis drei Patienten zu versorgen, je nach Schweregrad. Leider wurde heute eine Schwester krank, die Zwischendienst hatte. Es wären somit nur zwei Pfleger anwesend gewesen und wie ich mitbekommen habe, hätten sie nachmittags vier gebraucht. Da sonst niemand zur Verfügung war, hiess das für die Frühpfleger Überstunden machen. *graus* Es mag sich nicht gerade stressig anhören, vier Patienten auf einen Pfleger, aber man muss bedenken, daß es sich hier um Intensivpatienten handelt. Es sprach sich anscheinend an allen leitenden Stellen im Krankenhaus in Windeseile herum, daß auf Intensiv heute Personalnotstand war. Der ärztliche Direktor meinte, sie sollen sich nicht so anstellen. Die PDL unterstützte vordergründig tatkräftig, und die Pfleger regten sich auf und auf!

Gregor nahm mich gleich mit zu den Patienten. Wie auf anderen Stationen auch, heißt es morgens hier, Patienten waschen. Dies erwies sich sogar leichter als auf der Inneren, da Gregor seinen Fokus auf Schwerpunktpflege legte und nicht jedesmal den ganzen Patienten von Kopf bis Fuß wusch. Zitat: „Ob der gewaschene Füße hat oder nicht ist mir scheißegal, denn ich habe Wichtigeres zu tun!" Das fand ich gut und war froh, daß ich keine Füße waschen brauchte. Ich habe auf der Inneren auch so verfahren und immer nur das allernötigste gemacht. Ich wollte einfach nicht mehr tun und abgesehen davon war es mir auch egal.

Gregor hatte offen ausgeprochen, was ich dachte und darüber war ich sehr froh. Auch als es später um die Mobilisierung ging sagte er: „Den Patienten an den Bettrand sitzen? Das sollen schön die Physiotherapeuten machen". Recht hast du, habe ich mir gedacht und war voll seiner Meinung! Langsam durchschaute ich die Arbeitsgewichtigkeit, welche dort herrschte und erkannte den Unterschied zwischen Normal- und Intensivstation. Ich will ausdrücklich erwähnen, daß die Pfleger und Schwestern ihre Arbeit sehr gründlich machen. Die Hauptarbeit leisten die Maschinen, die die Menschen überwachen. Aber diese Maschinen müssen bedient werden und es handelt sich nicht bloss um Knöpfchen drücken, sondern es müssen Schläuche saubergemacht oder erneuert werden, neue Infusionen rangesteckt werden, die Patienten mit Medikamenten versorgt werden. Es muss Leute geben, die sich um kranke Menschen kümmern und jeder ist froh, daß es die Pflegeengel gibt, die dabei auch noch so freundlich zu den Patienten sind. Aber liebe Pfleger und Schwestern, ihr arbeitet euch auf für nichts. Ihr werdet davon nicht reich und wenn ihr zu alt werdet oder ihr die Arbeit nicht mehr ertragt, dann habt ihr keine Kraft mehr euch zu verändern. Ihr seid ausgepowert, psychisch und physisch. Wenn euch dieser Beruf gefällt und ihr ihn machen wollt, dann macht ihn einige Jahre. Die Patienten danken es euch. Aber sobald bei euch insgeheim Zweifel auftreten oder ihr euch sagt, ich kann nicht mehr, sucht euch etwas anderes, fangt nochmal neu an! So dämlich und unmöglich es vielleicht auch klingen mag. Ich habe Schwestern erlebt, die waren 50 und sahen aus wie 75! Vollkommen ausgepowert und ablehnend, den ihnen anvertrauten Patienten gegenüber, aber ich betone, nicht in ihrem Beisein. Mehr dahingehend, wie sie untereinander sprachen. Aus ihnen sprach nur noch der Frust und die Enttäuschung. Sie gehen als Menschen vor die Hunde und das haben sie wirklich nicht verdient. Nicht für das was sie jahrelang leisten. Sie arbeiten ja nicht nur, sie tragen eine immense Verantwortung. Ein Herzinfarkt-Patient heute, den sie aber ganz schnell wieder hergestellt haben, bestand im Laufe einer Unterhaltung darauf, dass er behandelt werden möchte wie das Kind des Pflegers, da er ihm ja anvertraut sei. Erst hielt ich das für Spaß, aber im Laufe des Vormittages entpuppte sich das als blanker Ernst. Er wollte dies und das, statt Honig Marmelade bitteschön und mittags etwas anderes, aber bloss keinen

Milchreis. So etwas Unverschämtes aber auch. Das war überhaupt ein komischer Typ. Er hatte Hepatitis C, resultierend aus einer früheren Drogensucht, war tätowiert und auch sonst unsympathisch bis zum geht nicht mehr, mir jedenfalls. Am meisten ekelt es mich immer vor solchen Patienten, wenn sie noch stabil genug sind und Herr ihrer geistigen Fähigkeiten, sich aber aufführen wie ungezogene Kleinkinder.

Gerade in diesem Moment, während ich das schreibe, fällt mir auf dass ich einen Ausschlag an beiden inneren Handgelenken habe. Ob das wohl vom Desinfektionsmittel kommt? Ich habe auf der Intensiv heute soviel Desinfektionsmittel gebraucht, wie in den letzten drei Wochen nicht. Besonders wegen unserem Hepatitiker, der Gott sei dank heute nachmittag noch wegkommt! Da frage ich mich, was wohl ist, wenn man gegen Desinfektionsmittel allergisch ist aber trotzdem Arzt werden will?

Wir haben noch eine Dame, 63 Jahre alt, die einen Herzinfarkt hatte. Eine liebe Frau, die nicht sehr pflegebedürftig ist und auch mobil. Das sind mir die liebsten Patienten. Wir haben noch einen Patienten auf der Intensivstation, der mittlerweile schon seit über 60 Tage da ist. Sein Fall hat mich echt geschockt, ich erzähle euch ausführlich: In der Früh ging ich den Flur entlang. Es sind ja lauter Glaswände, man kann also überall hineinschauen. Muss man im Übrigen auch, damit man die Patienten im Blickfeld hat. Da waren gerade zwei Pfleger mit diesem Patienten beschäftigt, der einen offenen Bauch hatte. Ja, einen offenen Bauch. Ein ca. im Durchmesser 15 cm großes Loch, ohne Haut darüber. Man konnte auf das blanke Bauchfell schauen. Durch eine irreparable Darmperforation lief der Stuhl aus diesem Loch heraus. Wie kam es dazu? Der Patient hatte eine Darmoperation. Nach der OP kam es zum septischen MOV (Multi-Organversagen), er blutete aus den Nähten, infolge kam es zu Herz-, Nieren- und Leberinsuffizienz. Dies hatte wiederrum zur Folge, daß die Darmwand in Mitleidenschaft gezogen wurde und (auf gut Deutsch) erstmal nicht mehr zu flicken war. Seitdem liegt er da mit diesem Loch, das auf der Intensiv täglich bis zu 10 mal saubergemacht und mit Wunddesinfektion neu verbunden werden muss. Dazu muss er speziell gelagert werden, der Verband aufgemacht, die Wunde saubergemacht und neu verbunden werden, damit sich nichts entzündet. In dieser Zeit sackt jedesmal sein Blutdruck auf bedrohliche Werte ab und die Pfleger müssen sich sehr beeilen. Der Patient ist nur schwer ansprechbar, wird zudem assistiert beatmet und dürfte von den ganzen Prozeduren nicht sehr viel mitbekommen. Das anzuschauen und so zu tun als wäre es ganz normal ist immens schlimm. Natürlich gewöhnt man sich als Arzt und Pfleger an solche Anblicke und schwere Krankheitsbilder, aber wer würde da nicht schleichend und unerkannt durchdrehen wenn er tagtäglich mit so etwas konfrontiert ist? Das ist genauso in der Psychiatrie. Ich habe zwei Wochen lang Praktikum an einem Bezirkskrankenhaus gemacht und dabei festgestellt, daß die dortigen Ärzte und Pfleger auch nicht mehr ganz koscher sind. D.h. ich würde die allgemeingültige phrasenhafte Aussage, daß der Psychiater auch irre ist, nicht mehr dementieren. Obwohl man sagen muss, dass er nichts dafür kann, denn das bringt der Beruf mit sich.

Ich habe mich heute gefragt, ob man Menschen, die nur noch dahinsiechen, noch als Menschen bezeichnen kann? Sie haben kein Leben mehr, sie bekommen fast nichts mehr mit, sie liegen da und rühren sich nicht und alles was eventuell noch entfernt ans Menschsein erinnert ist, daß sie urinieren und koten. Zwei assistiert beatmete Patienten, die ich kennengelernt habe, sind durch eine Tracheotomie, also einen Luftröhrenschnitt, intubiert. Assistiert beatmet heisst übrigens, daß sie selbst noch atmen, aber von der Maschine die erforderliche Menge Luft nachgepumpt wird, so dass es nicht zu einer Sauerstoffunterversorgung kommen kann.

Der Intensivpfleger Alex ist echt durchgeknallt. Den ganzen Tag singt und pfeifft er, redet komische Sprüche und ich traue mich nicht, ihn so richtig ernst zu nehmen. Als ich ihn mit spaßigem Unterton darauf ansprach, daß sie ein ganz schön verrückter Haufen seien, sagte er, das ist reiner Selbstschutz, sonst drehe man hier durch. Wenn sie nicht alle schon durchgedreht sind, dann weiss ich auch nicht mehr.

Mir ist aufgefallen, daß die Patienten, die viel liegen müssen, ganz schuppige und trockene Fußsohlen bekommen. Dies sieht wirklich gruselig aus und man meint, man könnte die Füße abbrechen. Wir haben die Füße mit ganz viel Olivenöl eingerieben. Die Haut hat das Öl weggesaugt wie ein trockener Schwamm Wasser. Olivenöl wird im Krankenhaus zur Hautpflege sehr oft eingesetzt und ich habe selbst gesehen, wie pflegend es ist.

Um 10 Uhr vormittags war ich bereits wie erschlagen von den Erlebnissen und Eindrücken und wäre am liebsten nach Hause gegangen, aber es hieß nun noch vier Stunden durchhalten. Die Intensivstation scheint morgens so etwas wie ein Dreh- und Angelpunkt für die Ärzte zu sein. In den drei Wochen vorher habe ich nicht soviele Ärzte auf einem Haufen gesehen, wie um 8 Uhr morgens auf Intensiv. Die Patienten sind dort nicht nach männlich oder weiblich eingeteilt, sondern nach chirurgisch und intern. Intern steht hier für Innere Medizin. Die Anästhesisten betreuen die chirurgischen Patienten und die Internisten die internen. Um 9 Uhr war Visite. Es kommt der Chefarzt mit der Stationsärztin und noch zwei weiteren Ärzten von denen ich nicht weiss, wer sie waren. Der Chefarzt, so stelle ich mir übrigens einen Chefarzt vor, kam zu der Patientin, an der Gregor und ich gerade beschäftigt waren. Gregor räumte sofort alle Sachen weg und stellte sich zur Seite. Ich tat das auch. Die Ärzte verteilten sich um das Bett herum und begutachteten die Patientin. Frau Sperbel, eine 55-jährige adipöse Frau, leidet an einem Platzbauch. Dies bedeutet, daß ihr Darmgewebe so schwach ist, dass es bei jeder Gelegenheit reisst und sich der Darminhalt in die Bauchhöhle ergiesst, wo er absolut nichts verloren hat. In so einem Falle ist eine Peritonitis, eine Bauchfellentzündung, immer die Folge, welche im leichtesten Falle mit tierischen Schmerzen verbunden ist. Aber die Bauchfellentzündung war hier das kleinste Problem, das dürft ihr mir glauben. Frau Sperbel hatte vor sechs Wochen eine Operation, eben weil ihr Darm gerissen war. Infolge dieser OP fiel sie für drei Wochen ins Koma. Da ein künftiges Koma nicht ausgeschlossen werden kann, bleibt sie solange auf der Intensiv, bis sie stabil ist, was allerdings noch dauern kann. Durch das Liegen und ihr Gewicht, Diabetes hat sie auch, hat sich ihr Muskeltonus komplett verabschiedet. Das heißt, sie kann nicht ohne Stütze im Bett sitzen, vom Stehen brauchen wir gar nicht zu reden. Gestern haben sie mit ihr einen Stehversuch gemacht, erzählte mir Gregor, sie brauchten sechs Leute dazu, aber sie konnte nicht annähernd von alleine stehen. Durch Krankengymnastik, die sie am Tag viermal bekommt, versucht man das wieder hinzubekommen. Die Übungen der Krankengymnastik beschränken sich auf Arm- und Beinbewegungen mit Unterstützung, welche der Frau sehr schwer fallen. Der Chefarzt lächelte sie freundlich an, testete ihre Kraft in den Händen, indem er ihr die Hände gab und sie zudrücken musste, sagte ein paar nette Worte zu ihr und ich hatte die tolle Gelegenheit, den Konsens zwischen den Ärzten genau zu beobachten. Der Chefarzt trat majestätisch auf, sprach ganz langsam und leise, wie das die meisten Ober- und Chefärzte tun, das fiel mir wieder auf. Und schon war die Visite vorbei. Er ordnete noch ein paar Pflegeaufträge und Medikamente an und weg waren sie! Man kann hier sehr gut die Hierarchie beobachten. Die Ärzte sind die Götter und die Pfleger und Schwestern hüpfen, wenn sie schnalzen. Die Ärzte richten sich in keinster Weise nach der Arbeit der Pfleger. Wenn sie kommen muss alles liegen und stehengelassen werden und es muss ihnen zur Verfügung gestanden werden! Juhuu, da freue ich mich auf's Chefärztin sein!

Ich durfte heute subcutan spritzen auf Teufel komm raus. Innohep und Insulin habe ich in beide Oberschenkel einer Patientin gespritzt. Das hat mich schon gefreut und ich habe es auch sehr gut gemacht, denn die Reaktion der Patientin war gleich null.

Die Übergabe mittags auf der Intensiv dauert viel länger als die Übergabe auf der Inneren gedauert hat. Jeder Pfleger macht von seinen Patienten eine eigene Übergabe. Der übergebende Pfleger erzählt wirklich jede kleinste Kleinigkeit, selbst wenn dies für meine Ansicht etwas überflüssig war. Aber ich verstehe da noch zu wenig davon, um eine kompetente Meinung abgeben zu können. Ich denke, das kommt noch im Laufe der Zeit. Aber ihr sollt ja auch meine (und später auch eure) Entwicklung nachvollziehen können.

Es war arbeitsmäßig gesehen für mich sehr viel weniger zu tun, als auf der Inneren, da ja normale Pflegemaßnahmen auf der Intensiv nicht so präsent sind. Also bin ich die meiste Zeit nur dumm im Weg rumgestanden, hab zugeschaut, bin mir vorgekommen wie das fünfte Rad am Wagen und habe sehr bedauert, daß ich Gregor nicht besser unterstützen konnte. Er meinte aber, ich wäre ihm eine sehr große Hilfe gewesen, weil ich Essen eingegeben hätte, ihm Waschen abgenommen hätte, das alles hätte ihm schon wieder mehr Zeit für andere Dinge verschafft. Aber ich möchte noch mehr lernen auf der Intensiv, das ich dann auch selbst tun kann, z.B. den Luftschlauch absaugen oder die offene Bauchwunde versorgen oder das Stoma von Frau Sperbel. Mal sehen, ob ich mich nächste Woche mal rantasten kann. Im übrigen will ich den Chefarzt auch noch bitten, mich bei einer OP zukucken zu lassen.

Ich habe zugeschaut, als der Chefarzt einen ZVK, einen zentralen Venenkatheter, in die Halsvene eines Patienten gelegt hat. Dies ist auf der Intensivstation geschehen, sah aus wie eine Mini-OP. Der Operateur, wenn man ihn in diesem Zusammenhang so nennen kann, der Assistent und eine Schwester. Er legte den Zugang in die Vena jugularis interna, die sich am Hals befindet. Der Katheter wird bis zum Eingang des rechten Herzvorhofes geschoben und verbleibt dort. Im Unterschied zu peripheren Venenkathetern erlaubt ein ZVK die Zufuhr hochkonzentrierter Elektrolyt- und Nährstofflösungen und die Messung des zentralvenösen Blutdruckes (ZVD) als Anhalt für das intravaskuläre Volumen (= Blutvolumen). Da die Anlage eines zentralen Venenkatheters aufwändiger und komplikationsträchtiger als die eines peripheren Katheters ist, bedarf es einer klaren Indikation für diesen Eingriff. Nicht jeder Patient kommt dafür in Frage. Solche Indikationen können sein: Notwendigkeit der Infusion von Lösungen und Medikamenten, die stark venenreizend wirken, z.B. höherdosiertes Natriumbikarbonat, Kaliumchlorid sowie hochkalorische Fettemulsionen, diese insbesondere im Rahmen einer parenteralen Ernährung, Infusion von kreislauf- und herzwirksamen Medikamenten mit kurzer Halbwertszeit, insbesondere Katecholaminen oder die fehlende Möglichkeit der Anlage eines peripheren Infusionszugangs, dies tritt z.B. ein bei sämtlichen Schockformen (vor allem Volumenmangelschock und septischer Schock), ausgedehnten Verbrennungen, Hypothermie (Unterkühlung) oder lange dauernder Infusionstherapie mit rezidivierenden Punktionen peripherer Venen. (Die Quelle dieser Erklärung ist teilweise Wikipedia, aber Wikipedia ist oft Wikifehlia, deshalb habe ich mir das von einem Arzt bestätigen lassen.) Gregor hatte mir das dann auch nochmal erklärt anhand einer Zeichnung und seitdem weiss ich Bescheid. Nun frage ich nächste Woche nochmal nach, wie er die richtige Vene überhaupt findet.

Das Wochenende habe ich jetzt erstmal frei und Montag geht es mit Frühschicht wieder los. Durch den Dienst und das damit verbundene frühe Aufstehen komme ich zu gar nichts mehr. Ich war seit Wochen nicht mehr in der Stadt, muss immer früh ins Bett obwohl ich eigentlich immer spät gehe, sonst komme ich in der Hergottsfrühe nicht raus. Mein Leben besteht momentan nur noch aus arbeiten, nachmittags schlafen, etwas fernsehen und wieder schlafen. Viel mehr Freizeitbeschäftigung ausser etwas Sport und Körperpflege ist nicht mehr drin. Und Körperpflege ist sehr wichtig, da es während der Arbeit sehr warm werden kann und ich einfach das Bedürfnis habe, alles abzuwaschen.

Montag

Heute war es insgesamt mal wieder extrem aufregend. Ich bin mit Pfleger Gustav mitgegangen. Wir hatten Bett 8, 11 und 12, d.h. er hatte diese Betten für uns ausgesucht. Zum ersten Mal kein richtiger Pflegefall mit dabei und das war mir ganz recht. Unsere drei Intensivpatienten waren ein 63-jähriger Mann, Herr Möller, mit psychischen Störungen. Er wurde zwei Tage zuvor eingeliefert, weil er ohnmächtig geworden ist und gestürzt war. Er war jedoch ohne weiteres mobil, wurde aber überwacht, weil man weitere Synkopen nicht ausschließen konnte. Er war sehr höflich und zuvorkommend, er drückte sich sehr gewählt aus, was nicht unbedingt zu seinem Erscheinungsbild passte. Er war Alkoholiker und das sah man ihm auch an. Ausgemergelt und dürr. Einen 45-jährigen Diabetiker, Herr Meinauer, ebenfalls Alkohol im Spiel und er hatte seine Zuckerkrankheit nie richtig behandelt, war sehr nachlässig mit Insulin spritzen. Als er zu uns eingeliefert wurde hatte er einen Blutzucker von 500 mg! Über die letzten Jahre hatte diese nachlässig behandelte Diabetes Typ II schwere Schäden an seinen Gefäßen und überhaupt im ganzen Körper hinterlassen. Es mussten ihm bereits zwei Zehen des rechten Fußes amputiert werden und er kam mit sehr starken Rückenschmerzen zu uns. Das ist wieder einer dieser Fälle, wo du als Arzt vom hundertsten ins tausendste kommst, nicht weißt wo du anfangen sollst, weil einfach alles kaputt ist. Langsam beginne ich zu verstehen, was Störungen im ganzen Körpersystem alles anrichten können. Beinahe alles hängt mit allem zusammen und man kann überall etwas finden, was man behandeln kann (oder auch nicht mehr). Der dritte Patient war ein älterer Mann Herr Keller, von dem ich allerdings nicht sehr viel mitbekommen habe, da ich nur beim Waschen dabei war. Ansonsten lag dieser den ganzen Vormittag einfach nur apathisch in seinem Bett. Nach der Übergabe ging das große Gejammer und die Empörung unter dem Pflegepersonal wieder los, weil sie in der Unterzahl waren. Gustav beschrieb das so: wenn er vom Frühdienst nach Hause komme, dann lege er sich auf die Couch und schlafe bis er ins Bett gehe. Eine andere Pflegerin beschrieb ihre Schlafstörungen und beinahe schon Panikanfälle, weil sie wieder zum Dienst musste, noch bevor sie anständig geschlafen hatte. Es ist kein Gejammer, das sind Tatsachen. Und nur der weiss das einzuschätzen, der das selbst einmal gesehen hat. In der Nacht hatte sich Herr Keller die Fäden an seinem Handgelenk aufgebissen. Er hatte eine Handgelenks-OP gehabt und nun haben ihm anscheinend die Fäden nicht gepasst. Es kam mir nicht so vor als wäre dieser Patient psychisch gestört gewesen. Er wäre extrem unkooperativ gewesen, hätte dauernd versucht sich alle möglichen Schläuche herauszureissen, deswegen hatten sie ihn 3-Punkt fixieren müssen. Um ihn vor sich selbst zu schützen. Als ich ihn sah und auch während des ganzen Vormittages, war mir dies schlicht unbegreiflich. Vielleicht hatten gewisse Medikamente destruktiv gewirkt und ihm einige Psychosen verpasst?

Ich durfte heute sogar Medikamente mischen. Ich transferierte Penicillin i.v. in 50 ml Natrium Chlorid (NaCl). Zuerst zog ich aus der NaCl 5 ml heraus, spritze dies weg, dann zog ich die Penicillin Ampulle leer und spritzte dies in die NaCl. Natürlich bin ich mit den Luftblasen durcheinandergekommen, d.h. ich habe nicht alle Luft herausgebracht und so ist beim Anschließen der Flasche etwas rausgespritzt. Das Medikamente mischen hat mir gefallen, ich hätte den ganzen Vormittag so weitermachen können.

Aber es sollte noch aufregender kommen. Gustav hat mir gezeigt wie man das EKG schreibt. Das ist im Prinzip ganz einfach. Die Saugnäpfe haben die Farben rot, gelb und grün und diese werden immer nach dem Ampelprinzip angelegt. Zuerst die vier Extremitäten, der vierte Saugnapf ist schwarz, drei kommen auf bestimmte Zwischenrippenräume und wieder drei um das Herz herum. Dann aufs Knöpfchen drücken und heraus kommt das EKG. Obwohl ich die Wellenfolge kenne, ich hatte mir ja schon einmal ein großes Plakat gemalt, welche Welle für was zuständig ist, kann ich das echte EKG einfach nicht entziffern. Ich finde die P-Welle nicht und wenn ich noch so oft hinschaue. Die QRS Welle jedoch kann ich mit viel Fantasie finden. Wir haben eine 65-jährige Dame, Frau Grabenauer auf die Station bekommen, die infolge eines Gebärmuttertumores eine Uterusperforation mit Darmbeteiligung bekommen hatte. Sie versuchten sie zu operieren und wie heisst es so schön, sie haben gleich wieder zugemacht. Sie war wegen der Schmerzen so mit Morphinen vollgepumpt, daß sie teilweise weg war und die meiste Zeit narkotisiert schläfrig war. Was müssen das für Schmerzen sein, wenn innere Organe aufreissen? Unvorstellbar. Frau Grabenauer ist schwerstkrank und am Vormittag kam ihre Tochter sie besuchen. Sie kam schon mit Tränen in den Augen herein. Es bestand eine verblüffende Ähnlichkeit zwischen ihr und der Tochter. Hätte ich Zeit gehabt mich richtig reinzusteigern, ich glaube ich hätte angefangen zu weinen. Gott sei dank hatte ich keine Zeit. Es spielen sich richtige Tragödien ab und wenn man das aus nächster Nähe mitbekommt kann einem anders werden. In der Pause war auch die Stationsärztin mit dabei und eine Schwester fragte sie ganz emotionslos, was sie nun mit Frau Grabenauer machen wollen. Zitat: „Wird sie therapiert oder lassen wir sie sterben?" Uff! Wieder einmal wird Gott gespielt, dachte ich mir. Mir kam es nur komisch vor, daß ausgerechnet die Schwester so etwas sagte. Hat sie überhaupt ein Recht so etwas zu sagen? Als ich darüber nachdachte, fragte ich mich, inwieweit diese Schwester schon abgestumpft ist. Ich sehe Frau Grabenauer als arme schwerkranke Frau und fühle mich genötigt, etwas für sie zu tun. Ich will am liebsten die Ärzte anschreien, ob sie wirklich alles getan haben und nichts vergessen haben. Aber was willst du noch tun, wenn ein Tumor so aggressiv ist, daß er schon innere Organe zerstört? Da geht einfach nichts mehr. Später kam dann noch eine Ordensfrau zu Frau Grabenauer, die sie tröstete. Ich bekam später noch die Gelegenheit mit dem Chefarzt mitzugehen, der ihr die Nachricht überbrachte. Das war vielleicht spannend. Übrigens antwortete die Ärztin auf die Frage der Schwester, daß sie soweit noch nicht seien und erstmal noch überlegen würden, ob eine Therapie möglich ist. Welche Therapie sie gemeint hat weiss ich nicht, ich denke jedoch eher palliativ. Gustav hatte sich dann heute vormittag noch mit einem Arzt in die Haare gekriegt. Der Doktor schien sich anzuschicken Visite zu gehen, konnte es aber nicht lassen mit einem anderen Arzt noch privat zu quasseln. Gustav fragte besagten Arzt, ob er nun Visite gehe oder nicht, da er gleich Pause hätte und Hunger hätte. Darauf antwortete der Arzt, dass er auch noch nicht gefrühstückt hatte und Gustav gegenfragte ihn dann, ob er denn auch schon seit fünf Uhr auf sei. Dies schien dem Arzt gar nicht zu passen und so gab ein Wort das andere. Jaja, so ist die ärztliche Hierarchie noch in den Köpfen verankert. Die Hierarchie wird übrigens von den Pflegern und Schwestern bierernst genommen. Sie haben großen Respekt vor den Ärzten wie mir immer wieder auffällt. Die Ärzte können tun was und wann sie wollen, das Pflegepersonal muss sich danach richten. Aus der Sicht der Pfleger finde ich das nicht gerecht, denn sie haben schwere Arbeit zu leisten, die auch noch sehr zeitfressend ist. Herr Möller hatte in der Früh nach einer Zeitung verlangt. Ich sagte ihm, daß ich ihm nachher gerne eine holen würde sobald ich Zeit fand. Ca. eine Stunde hatte ich die Zeitung endlich. Als ich zu ihm ins Zimmer kam, lag er bis zum Hals zugedeckt im Bett und onanierte, wie unschwer an den Bewegungen unter der Bettdecke zu erkennen war. Als ich ihm die Zeitung hinlegte und das restliche Geld schreckte er schnell auf und ich verschwand sogleich wieder. Dafür muss man Verständnis haben, denn das kommt bei Männern im Krankenhaus ab und zu vor. Ich denke, eine schwerere Krankheit reduziert einen Menschen auf seine urinstinktivsten Grundbedürfnisse. Und die sind Nahrung, Ausscheiden und Sexualtrieb sofern sie aufgrund der Krankheit dazu noch in der Lage sind. Nach ca. zwei Stunden kam ich zu Herrn Möller ins Zimmer um ihm eine neue Urinflasche zu bringen. Da sagte er zu mir, ich solle mir das ansehen und ihm sagen, ob ich so etwas schon einmal gesehen hatte. Er liess seine Hose runter und zeigte mir sein Geschlechtsteil. Dieses war dunkel-lila-blau und sah aus wie ein riesiges Hämatom. Ich hatte sowas natürlich noch nie gesehen und ging zu Gustav, um ihn zu holen. Auch Gustav hatte das noch nie gesehen und er wollte der Ärztin Bescheid sagen. Diese war auch ratlos, denn scheinbar ist dies von jetzt auf gleich gekommen, da es heute morgen noch nicht war. Ich sagte Gustav, daß ich ihn heute morgen beim Onanieren überrascht hätte, vielleicht hätte das etwas damit zu tun. Ein anderer Pfleger, der das mitbekam, sagte, da müsse er aber gewaltig zugedrückt haben und wenn jedes Onanieren einen blauen Penis gäbe, müssten wir (damit meinte er seine Spezies) alle einen haben. Ich hätte mich beinahe totgelacht. Als wir noch in der Pause saßen klingelte es aus einem Zimmer. Keiner wollte auf der Stelle aufstehen und Pfleger Christoph meinte, lassen wir uns Zeit, so schlimm kann es nicht sein, wenn derjenige klingeln kann. Das mag sich brutal anhören aber im Zusammenhang gesehen klingt dies für die Intensivstation logisch. Denn wenn es wirklich arg schlimm wäre, dann würden die Überwachungsgeräte Alarm schlagen.

Unsere Langzeit-Patientin Frau Sperbel mit dem Platzbauch hatte seit Tagen furchtbare Zahnschmerzen. Sie hatte ein offensichtliches Ulcus (eine Perforation) irgendwo am Gaumen, aber das wollte man per Röntgen-Panoramaaufnahme überprüfen. Da aber zahnärztliche Röntgengeräte im Krankenhaus nicht eingesetzt werden, musste das CT bemüht werden. Von der Strahlenbelastung nur für eine Zahnaufnahme und noch dazu im Kopfbereich will ich jetzt gar nicht erst anfangen.

Herr Meinauer war an diesem Tag für eine Mittelfuß-OP vorgesehen. Ich hatte erst gleich gar nicht kapiert, was da genau gemacht wird. Gustav sagte mir, daß evt. ein Fußknochen amputiert werden muss. Das wollte ich mir nicht entgehen lassen und durfte zuschauen. Ich war von der Einleitung der Anästhesie bis zum Aufwachraum dabei und es war aufregend. Gustav hatte das in Windeseile für mich organisiert und mich auch gleich den betreffenden Ärzten vorgestellt. Das war supernett von ihm. So wurde ich auch begleitet, d.h. ich wurde quasi von einem zum anderen übergeben. Ich wurde in die Schleuse gebracht, da kam sogleich eine OP-Schwester und steckte mich in grün. Ihr kennt die OP-Kleidung alle aus dem Fernsehen. So sieht sie auch in echt aus. Die Schwester sagte mir, ich sehe fesch aus mit der Haube, ich jedoch fand, ich sehe doof aus. Egal. Mit dem Mundschutz bekam ich extreme Probleme. Ich bekam unter diesem Ding einfach keine Luft. Alle rannten mit Mundschutz rum und schienen keine Probleme zu haben. Warum ich dann? Ich musste mir den Mundschutz immer vom Kinn weghalten, damit ich atmen konnte. Ich weiss bis jetzt nicht warum das so war, aber richtig aufgesetzt hatte ich ihn, denn ich hatte nachgefragt. Im Übrigen kann ich mich auch nicht mit den grünen Klamotten identifizieren, wenn ihr wisst was ich meine. Ich durfte dann dem Anästhesisten über die Schulter schauen. Dabei fiel mir ein, daß ich mich schon desöfteren gefragt hatte, was Anästhesisten während einer drei- bis vierstündigen OP eigentlich machen. Nach anfänglichem alles aus der Nase ziehen, hat er mir dann von selbst alle möglichen Sachen gezeigt. Wahrscheinlich musste er sich erst an mich rantasten. Das hat mich sehr gefreut.

Herr Meinauer konnte vor lauter Rückenschmerzen nicht liegen und somit haben sie die Narkose im Sitzen eingeleitet. Zwei Pfleger standen hinter ihm und hielten ihn, damit er nicht nach hinten knallte. Mit steigender Narkotisierung sank er dann schließlich zusammen und die Pfleger legten ihn sanft hin. Er bekam eine Ladung Propofol und ein

Muskelrelaxanz und wurde davor noch intubiert. Die Eigenatmung ist während der Narkose komplett ausgeschaltet. Er wird ausschließlich von der Maschine beatmet. Der 1,88 cm große und 115 kg schwere Mann war ausser Gefecht gesetzt und wurde in den OP geschoben. Seine Arme wurden noch bei Bewußtsein fixiert, da es während der Narkoseinleitung zu unkontrollierten Reflexen kommen kann. Im OP wurde der Patient in Position geschoben, der Anästhesist brachte sich ans Kopfende und schon kam die Chirurgin. Gottseidank sass sie während des Operierens auf einem Hocker, so hatte ich freie Sicht, ich stand hinter ihr und verpasste nichts. Ich hatte immer noch Probleme mit meinem Mundschutz, den ich vom Kinn weghielt. Die Chirurgin schnitt ein im Durchmesser ca. 2 cm großes Fleischteil heraus bis sie beim Knochen angelangt war. Mit einer Zange entfernte sie Stücke des Knochens, die befallen waren. Zurück blieb dieses große Loch im Fuß, welches sich, so erklärte sie mir, mit der Zeit durch Bindegewebe wieder verschloss. Die Arbeit am Knochen machte furchtbare Knirschgeräusche, die mir durch und durch gingen. Ansonsten hatte ich keinerlei Probleme mit Kreislauf oder Schlechtsein. Der Anästhesist zeigte mir dann wie er einen ZVK legte. Mit dem Ultraschall suchte er die Carotis in deren Nachbarschaft die Vena jugularis liegt. Sogar ich konnte dies auf dem Ultraschall gut erkennen, ansonsten habe ich auf einem Ultraschallbild ausser Schwarz-Weiss-Grau noch nie etwas erkannt. Dann stach er mit einer Riesennadel hinein und führte durch diese den Führungsdraht über welchen er dann den Katheter hineinführen konnte. Dann sah ich auf dem EKG die P-Welle. Sie war ganz deutlich zu erkennen und als der Katheter in den Herzvorhof gelangte schlug sie aus. Der Anästhesist zog sie wieder zurück bis die P-Welle wieder normal war. Dann war die richtige Position gefunden und er fixierte den ZVK durch annähen. Uaaahhh, das hat ausgesehen. Ich kann mich erinnern, daß ich Socken auch so stopfe. Ca. eine Stunde dauerte der ganze Spuk. Noch im OP wachte Herr Meinauer bereits wieder auf. Dann hievten sie ihn von der OP-Liege auf das Bett hinüber und schoben ihn in den Aufwachraum. Ich bedankte mich bei allen, daß ich dabeisein durfte und ging wieder durch die Schleuse hinaus. Kaum wieder auf der Intensiv, erspähte ich den Chefarzt der Anästhesie und durfte sogleich mit auf Visite gehen. Er besuchte auch Frau Grabenauer, der er die traurige Nachricht überbrachte. Dies war für mich ebenfalls eine interessante Erfahrung.

Zum ersten Mal war ich dabei, als solch eine Nachricht, meiner Ansicht nach, richtig und einfühlsam überbracht wurde. Nicht so gefühllos wie der Chefarzt damals auf der Inneren. Er sprach ganz langsam mit der Frau, die ja wegen den Morphinen ziemlich benommen war. Sie lag ganz zusammengekauert in ihrem Bett und konnte kaum den Kopf heben. Da sagte die Schwester, dass sie sich mal aufsitzen soll, damit sie den Chef besser anschauen kann. Dann ging sie ans Bett hin um sie hochzuziehen und der Chef half mit. Dann hielt er ihre Hand und gab ihr zu trinken. Er nahm sich viel Zeit um ihr zu erklären, daß sie einen bösartigen Tumor hatte und dass ihr nicht mehr sehr viel Zeit blieb. Es ist fraglich, ob die Botschaft bei ihr angekommen war. Er sagte zu ihr, er müsse jetzt überlegen, was sie tun sollten. Frau Grabenauer, scheinbar für eine kurze Zeit ganz klar, fragte, was er denn tun wolle, aber darauf gab er keine eindeutige Antwort. Ich hatte das Gefühl, er wusste nicht wie er es sagen sollte, daß eigentlich keine Option mehr da war. Was hätte er ihr auch in dieser Situation sagen sollen? Etwa sowas wie, wir können Sie vielleicht noch einige Tage am Leben halten und ihnen starke Medikamente geben, damit sie wenigstens ohne Schmerzen einschlafen? Oder so: wir verlegen sie jetzt auf die Palliativstation. Dort kommen alle präfinalen Patienten hin und werden noch solange behandelt, bis sie sterben. Frau Grabenauer war von einer Sekunde auf die andere wieder sehr schläfrig geworden und so beschloss er nochmals im Beisein der Angehörigen mit ihr zu sprechen. Ich dachte mir, schade, daß ich da nicht mehr dabei bin und gottseidank, weil ich dann schon Feierabend habe. Ich finde es sehr wichtig, sich frühzeitig mit dem Thema Tod vertraut zu machen. Denn es ist bestimmt das Schwierigste und Emotionalste am Arztsein Todesnachrichten zu überbringen. Ich habe dann darüber nachgedacht, was ich gesagt hätte. Schwierig, sehr schwierig. Die Botschaft bleibt nämlich immer dieselbe. Es kommt jetzt nur noch darauf an, WIE man es jemandem beibringt, mit welchen Worten und mit welchem Tonfall. Ich will jetzt nicht weiter darüber nachdenken.

Bei diesem ganzen stressigen Ablauf in der Pflege kann man schon mal vergessen, daß es sich um Menschen handelt, mit denen man zu tun hat. Wenn die psychischen Belastungen wie Zeitmangel, Druck und Verantwortung überhand nehmen und die Patienten anfangen zu „nerven", dann gelangt man an seine menschliche Grenze. Dies ist ganz normal und niemand muss sich deswegen Vorwürfe machen. Die Steigerung dessen dürfte die erste Stufe sein zum sogenannten Abstumpfen. Ich fühle selbst manchmal solche Momente, wo ich mir denke, Gott, das nervt. Über kurz oder lang verändert das einen auch als Mensch. Es ist zwar von Vorteil, wenn man einerseits eine Barriere aufbaut, andererseits führt es in langen Jahren unweigerlich dazu, daß man selbst daran kaputt geht. Mit diesen resultierenden Erkenntnissen war mein zweiter Tag auf Intensiv beendet.

Dienstag
Langsam drehe ich durch. Ich bin heute schon den ganzen Tag total von der Rolle. Auf Station ging es ja noch einigermaßen, aber heute war nicht sehr viel zu tun und deshalb kam ich in den Genuss auch mal eine halbe Stunde rumzusitzen und in einem Anästhesie-Buch zu schmökern. Aber so wirklich konnte ich mich nicht dafür interessieren. Sobald ich gesessen bin, wurde ich müde und mir sind die Augen zugefallen. Ich bin fix und fertig. Ich habe in der Nacht schlecht geschlafen, wie auch die letzten 25 Nächte bisher, bin beinahe täglich um 4.45 Uhr aufgestanden. Das Problem ist, daß ich nicht früh ins Bett gehen kann. Wenn ich versuche um 22 Uhr ins Bett zu gehen, dann kann ich einfach nicht einschlafen und wenn ich dann um ca. 1 Uhr einschlafe, dann schlafe ich sehr leicht, träume blutiges Zeug und habe Angst zu verschlafen. Noch dazu kommen die Fälle auf der Intensivstation und ich bin bedient. Morgen habe ich zum ersten Mal eine Spätschicht von 13.15 – 21.30 Uhr. Juhu! Ich brauche mich nicht um 5 Uhr aus dem Bett quälen. Ich frage mich, ob ich mich so anstelle oder ob mich das Ganze langsam wirklich stresst. Nach einigem Nachdenken komme ich zum Schluß, daß es einfach nur das frühe Aufstehen und der Schlafmangel ist. Wie heißt es doch so schön? Morgenstund´ hat Gold im Mund?
Heute war ich mit Pfleger Alex zusammen, ihr erinnert euch an ihn? Wir hatten nur zwei Patienten, aber diese beiden Herren waren vollständig beatmet und konnten nicht reden. Alex sagte mir, daß er immer wenn es nur geht, nur Patienten nimmt, die nicht reden können. Hmm????, dachte ich mir! Nun gut! Die beiden machten ganz in der Früh etwas Wascharbeit und Saubermachen mussten wir sie auch. Herr Wirtzer mit dem offenen Bauch und Herr Bummer mit seinem Blähbauch. Zu Essen brauchten sie nichts, da beide über Sonden ernährt werden. Herr Wirtzer

ist bereits seit 66 Tagen auf der ITS. Bei der Übergabe wurde wieder einmal in höchst fraglichem Ton über die Patienten gesprochen. Ich weiss selbstverständlich, daß dies nur ein Ventil ist, weil sich schließlich bei den Pflegern das Ganze auch bemerkbar macht und es ist bestimmt nicht leicht, eine ganze Nacht lang durchzuackern, den ganzen natürlichen Rhythmus zu kippen und dabei auch noch cool zu bleiben. Als uns Herr Bummer vom Nachtpfleger übergeben wurde, sagte er, daß Herr Bummer heute eine OP bekommen müsste, weil eine EK para gelaufen wäre. Das heisst, daß eine Bluttransfusion nicht in die Vene ging, wo sie normalerweise hingehört hätte, sondern ins offene Gewebe gelaufen ist. Entsprechend sah der Unterarm aus. Er war geschwollen, entzündet, über und über blau und lila wie nach einer starken Verletzung und den Arm wollten sie heute operativ aufmachen, um die Hämatome rauszukratzen. Pfleger Tobias von der Nacht meinte zu Alex er solle ihm keine Abführmittel geben, sonst scheiße er noch auf den OP-Tisch (Zitat). Ich dachte mir noch, wie soll denn diese OP vonstatten gehen? Wollen die etwa den Unterarm aufschneiden von der Hand bis zum Ellbogen und im Gewebe rumwühlen? Ich wusste es zwar nicht besser, dachte mir jedoch insgeheim, das heilt doch auch von alleine ab. Gute Medikamente, abschwellende und entzündungshemmende Salbe und das vergeht von selbst wieder. Bei einer Eigenbluttherapie ist es ja nichts anderes, abgesehen davon, daß es sich hier um maximal 50 ml eigenes Blut handelt und nicht um einen halben Liter. Aber wie gab es das überhaupt, daß ein halber Liter Blut daneben läuft, ohne dass das jemand bemerkt? War es ein unschuldhaftes Versehen oder Schlamperei oder passierte es unbemerkt während der Transfusion aufgrund schlechter Venen? Ich weiss es nicht, nehme mir aber jetzt vor bei nächster Gelegenheit einen Arzt dazu zu befragen. Aber ich ärgerte mich dennoch darüber und hatte das Verdienstbestreben des Krankenhauses in Verdacht, weil sie das jetzt mit einer OP wieder hinbiegen wollten. Am heutigen Tage weigerte sich Herr Bummer seinen Arm operieren zu lassen. Als die Schwester ihn zur OP fahren wollte, winkte er heftigst ab, denn durch die Beatmung konnte er ja nicht reden. Sie lief daraufhin ganz aufgeregt zum Arzt, dieser kam sogleich und versicherte sich ihrer Aussage. Herr Bummer wollte keine Operation. Recht hatte er, wie ich auch fand. Nun, wie sind sie weiterverfahren mit seinem Arm? Er bekam Medikamente und abschwellende Salbenverbände :-) und der Arm wird von Tag zu Tag besser.

Mein Tipp für euch: Obwohl wir alle im Stadium des Pflegepraktikums normalerweise noch nicht viel Ahnung von der Materie haben, macht euch dennoch selbst eure Gedanken zu Therapien aus dem menschlichen Blickwinkel heraus und vergleicht dann mit dem was sie machen. Ich werde mir demnächst mal erlauben, auch einen Vorschlag zu machen. Warum z.B. ist Herr Bummer immer noch am Beatmungsgerät? Aus meiner Sicht bräuchte es das doch gar nicht mehr. Es kann jedoch sein, dass er kräftemäßig nicht lange durchhalten würde, wenn man ihn ganz davon wegnimmt, aber für diesen Fall könnte man doch mit der Beatmungsmaske nachhelfen. Ich nehme mir vor, sobald als möglich mit dem Arzt darüber zu sprechen und das mal abzuklären.

Mittwoch

Heute war meine erste Spätschicht. Ich habe bis halb 10 Uhr geschlafen und das tat mir sehr gut. Arbeitsmäßig gesehen war heute auf den Tag verteilt nicht viel für mich zu tun, also habe ich mich von selbst nützlich gemacht. Ich habe unsere Patienten mit Wasser versorgt und ihnen auch geholfen zu trinken, wenn sie von selbst nicht konnten. Damit habe ich mich sogleich in die Nesseln gesetzt. Einige Patienten unterliegen der Ein- und Ausfuhrbilanz, das heißt es wird notiert wieviel sie trinken und wieder ausscheiden, manche haben auch Einfuhrbeschränkung. Dies ist mir nicht unbekannt, aber in meinem Übereifer habe ich nicht daran gedacht und somit alle Pfleger und Schwestern gehörig ins Schwitzen gebracht, da sie dann laufen mussten, um nachzusehen, was an Wasser in den Zimmern stand. Mir war das sehr zuwider, ich hatte es gutgemeint, wollte mir was zu tun verschaffen und dann sowas. Ein kleiner Tipp für euch falls ihr auf Intensiv kommt: Bevor ihr irgendetwas von selbst macht, immer und grundsätzlich vorher fragen. Das schadet im Übrigen auf keiner Station und macht einen guten Eindruck. Die Pfleger tragen die Verantwortung für ihre Patienten und sie müssen dann geradestehen, wenn etwas daneben geht. Und das muss nun wirklich nicht sein.

Bei manchen Patienten verstehe ich einfach die Welt nicht mehr. Herr Wirtzer (mit dem offenen Bauch) war heute extrem unruhig. Er ist an den Handgelenken an das Bett fixiert, wird beatmet und ich verstehe es einfach nicht warum er überhaupt noch beatmet wird. Ich stelle mir das grausam vor, wenn du selbst atmen kannst und dann von einer Maschine immer wieder zusätzlich Luft reingepumpt zu bekommen. Er wirkt vom Aussehen her fit, er bewegt sich auch im Bett und muss total verzweifelt sein. Jedesmal wenn mein Pfleger Gustav und ich heute gekommen sind, um ihn sauberzumachen oder das Laken zu wechseln, dann hat er sich extrem unkooperativ verhalten. Warum bloss? Ich kann mir sehr gut vorstellen, daß er mit sämtlichen Nerven am Ende ist. Gustav ist dann einmal sehr ungehalten geworden und hat ihn gefragt, ob er lieber sterben will. Das fand ich gut. Daraufhin hat er heftig mit dem Kopf geschüttelt. Ich interpretierte das als gutes Zeichen. Ich habe gefragt, warum man ihn nicht vom Beatmungsgerät nimmt und ihm einen Krankengymnasten schickt, der ihn endlich einmal richtig mobilisiert. Wenn ihr mich fragt, dann ist die Krankengymnastik, die im Bett gemacht wird, lächerlich. Die Patienten sollen es auch alleine machen, aber keiner tut es. Wenn man dauernd liegt, dann geht der Elan verloren und sie können sich nicht selbst motivieren. Es fehlt einfach jemand, der regelmäßig kommt und Mut macht und sie aufbaut. Die Pfleger und Schwestern machen ihre Arbeit gründlich, aber zu mehr haben sie einfach nicht die Zeit. Das ist sehr schade. Herr Wirtzer war heute auch extrem verschleimt. Gustav hat zweimal abgesaugt und es kam soviel Schleim heraus, daß es richtig gespritzt hat. Da hat mir schon geekelt, da ich mit Sputum noch nicht viel zu tun hatte. Dieses Absaugen sieht auch sehr gruselig aus. Es sieht aus, als würde man mit dem Absaugschläuchlein in der Luftröhre herumstochern und man meint die Patienten ersticken gleich. Ich habe mir dann erklären lassen, dass der Absaugschlauch die Luftröhre wirklich berührt und dies das Gefühl eines Fremdkörpers auslöst. Wenn jemand sich schon einmal wirklich an einem großen Stück verschluckt hat, dann müsste sich das ungefähr so anfühlen.

Herr Bummer lag heute den ganzen Tag im Bett als ob er im Koma wäre. Natürlich hat er reagiert, wenn er angesprochen wurde und er hat auch gegessen und getrunken. Aber ansonsten war nicht viel mit ihm los. Übrigens können beatmete Patienten nicht sprechen, da der Schlauch unter den Stimmbändern liegt. Sie möchten zwar reden, zumindest Herr Wirtzer aber es kommt kein Ton heraus. Genauso ist es mit Husten. Sie husten richtig, der Kopf wird rot, aber man hört nichts. Da ich ja in meiner Rolle als Praktikantin nicht im Zeitdruck bin, kann ich sehr viel beobachten, aber nichts tun. Herr Wirtzer will sich immer den Bauchgurt aufmachen und an den Bauch fassen. Ich habe mich gefragt, ob er überhaupt schon gesehen hat, was für ein Loch er im Bauch hat. Gustav gab mir darauf keine eindeutige Antwort und ich interpretierte dies als Nein. Nun stell dir vor: Du liegst da seit 67 Tagen und weißt nicht mal genau warum! Bist an beiden Handgelenken fixiert, hast ein links und rechts befestigtes Laken über dem Bauch. Du kannst nicht fragen, weil du keinen Ton rausbringst, bist einfach nur hilflos und musst alles über dich ergehen lassen. Wenn ich eine Angehörige wäre, dann würde ich mich nicht einfach so damit abfinden können. Womit wir bei den Angehörigen von Herrn Wirtzer wären, nämlich seiner Frau. Als sie gerade zu Besuch waren, Frau und Nichte, nachmittags, war Chefarzt-Visite. Er hatte noch zwei Ärzte dabei, Gustav und ich stand auch mit drin. Als die Ärzte miteinander sprachen, haben die zwei Besucherinnen nicht ein einziges Mal etwas gefragt oder gesagt. Sie sind einfach nur dagestanden und haben unterwürfig gegrinst. Ich fragte mich, warum steht ihr einfach nur dumm da? Ihr habt sogar den Chefarzt, warum nutzt ihr die Gelegenheit nicht und fragt wie es aussieht, wie es weitergeht usw.? Denkt ihr euch, die Ärzte werden schon wissen was sie tun und wir verstehen ja doch nicht was sie reden? Als ich früher noch medizinischer Laie war, war ich auch so. Heute wäre es ganz anders. Dazu folgende kurze Geschichte: Vor einigen Monaten hatte ich einen urplötzlichen Schwindelanfall Sonntagabend um 22 Uhr. Das war für mich äußerst ungewöhnlich und so war ich beunruhigt und rief den Notdienst an. Eigentlich wollte ich nur fragen, was ich tun soll. Aber der Arzt kam eine halbe Stunde später zu mir und überwies mich sofort ins Krankenhaus. Er meinte, man solle auf Nummer sicher gehen. Ich wollte mich erst weigern, aber dann wurde ich unsicher und fuhr doch. Noch in der selben Nacht kam der Chefarzt höchstpersönlich von zu Hause, um mich zu untersuchen. Verdacht auf Schlaganfall. Der Schwindelanfall war nur ganz kurz, aber neurologische Störungen hatte ich keine aufzuweisen, dennoch wollten sie mich stationär behalten und gründlich durchchecken. Dabei habe ich bemerkt, daß mir Gedanken durch den Kopf gingen wie, wissen die überhaupt was sie tun, die haben mich ja gar nicht nach xy gefragt, was für eine schlampige Anamnese und so weiter. Der Stationsarzt war noch ziemlich jung und ich war überzeugt davon, daß er keine Ahnung hatte. Dass es kein Schlaganfall war wusste ich selbst. Hat jedoch jemand keine medizinischen Kenntnisse, ist er voll und ganz auf die Aussagen des Arztes angewiesen. Dies hebt den Status des Arztes auf eine ganz besondere Ebene. Die Stationsärzte auf meiner ITS sind zwischen Ende 20 und Ende 40. Durchweg sympathische Leute, ohne Allüren, das war auch auf der Inneren so. Als ich unsere jüngste Ärztin zum ersten Mal gesehen habe, wäre mir im Traum nicht eingefallen, daß sie Ärztin war. So ein kindliches Aussehen und auch die Stimme. Nun gut, alle fangen mal jung an, ich ausgenommen :-) aber ich habe ja auch schon eine Laufbahn hinter mir, die mir für meinen künftigen Beruf ganz besonders viel bringt.

Was das Arztsein betrifft, so ist mir noch nichts untergekommen, aufgrund dessen ich gesagt hätte, ja, das ist es. Was mir bis jetzt gut gefällt, ist das Aufklären der Patienten und der Angehörigen über festgestellte Diagnosen. Was untersucht wurde, was gefunden wurde und was man nun zu tun gedenkt. Bei diesem letzten Satz überlege ich mir gerade, wie es wäre, wenn man die Patienten nach ihrer Meinung, besser gesagt nach ihrem Gefühl dazu fragen würde. Ich denke mir, die meisten Laien würden dem zustimmen, was der Arzt sagt, denn sie wissen es ja nicht besser. Würde ich als Ärztin denn überhaupt wollen, daß Patienten mir ihre Meinung zu meiner vorgeschlagenen Therapie kundtun? Paßt das in das Bild des Arztes? Eher nicht, wahrscheinlich würde ich innerlich beleidigt reagieren und mich in meiner Autorität verletzt fühlen. Aber eines ist sicher: Herr Bummer wurde vorab wohl nicht nach seiner Meinung zu dieser OP befragt, mit der sie den Fehler der para gelaufenen Bluttransfusion wohl wieder beheben wollten.

Heute habe ich nochmal gelernt, das EKG anzulegen und durfte Infusionslösungen herstellen. Ich habe einem Patienten ins Bett geholfen. Warum ich dies hier erwähne? Nun weil es etwas anderes ist, einen bis an die Halsvene verkabelten und mit drei Zugängen und einer frischen OP-Wunde versehenen Patienten von der Bettkante ins Bett zu helfen, als einem normalen Patienten. Bis ich die ganzen Schläuche und Kabel so hingerichtet hatte, daß er in der Lage war, sich zurück ins Bett zu legen ohne dabei etwas herauszureissen, vergingen gut 20 Minuten. Und in diesem Moment fühlte ich die blanke Verantwortung auf mir lastend: Ich dachte mir, hoffentlich habe ich auch keinen Schlauch übersehen, wenn er sich jetzt einen Zugang rauszieht, dann bin ich schuld. Da kommst du so richtig ins Schwitzen und ich habe diese Verantwortung am eigenen Leib gespürt. Aber der Herr war sehr geduldig und hat gewartet bis ich auch das dritte Mal die Lage aller Schläuche kontrolliert hatte und er sich endlich hinlegen durfte.

Als ich Gustav heute erzählte, daß ich bei der OP am Montag bei Herrn Meinauers Diabetikerfuß durch den Mundschutz keine Luft bekommen hatte und die Maske immer weghalten musste, meinte er, Chirurgie ist also auch nichts für mich, es sei denn ich will einhändig operieren, damit ich mir mit der anderen Hand den Mundschutz weghalten kann. Zitat: „Du wirst so ein Prinzesschen sein!" Oho, was höre ich da? Durch diese liebevoll gemeinte Bemerkung wurde mir sogleich klar, welches Bild meine Kollegen von mir haben. Ich werde also gesehen, als ein kleines Dingelchen, das sich für alles zu schade ist, nichts aushält und gleich umfällt? Ich will sie lieber nicht davon unterrichten, daß ich meine Erlebnisse hier in diesem Essay beschreibe, sonst verhalten sie sich mir gegenüber nicht mehr ungezwungen. Wenn ich jedoch den Eindruck mache, daß ich klein und blond bin, schöpfen sie keinen Verdacht und ich kann in Ruhe alles beobachten.

Ein sehr interessantes Gespräch hatte ich heute mit dem Chefarzt. Ich plane, ihn einen Tag lang zu begleiten und seine Arbeit kennenzulernen, um alles einmal aus der Chefarzt-Perspektive zu sehen. Das hat noch keiner gemacht und ich denke mir, hier wird es so richtig interessant. Den Chefarzt der Inneren hätte ich nie danach gefragt, denn er erschien mir von der Person her nicht passend für dieses Unterfangen. Den richtigen hatte ich jedoch bald gefunden. Der Chefarzt der Anästhesie und Intensivmedizin. Er dürfte mit Abstand der jüngste von allen CA´s sein, ist sehr sympathisch und er strahlt den Patienten gegenüber Vertrauen aus. Nun galt es, ihn erst einmal darum zu bitten und mir sein Einverständnis einzuholen. Erst zweifelte ich daran, ob die ganze Idee wirklich so geschickt war und wollte es im letzten Moment noch bleiben lassen. Auch bei mir herrscht so etwas wie Ehrfurcht und die Ebenen des Pflegepraktikanten im Gegensatz zum Chefarzt liegen ein paar Wolkenkratzer übereinandergestellt weit entfernt, wenn man es aus dem Blickwinkel der in einem Krankenhaus herrschenden Hierarchie betrachtet.

Ich hatte zwar insgeheim damit gerechnet, daß er nicht nein sagen würde, sicher war ich jedoch erst, als er mir seine Zustimmung gab. Ich bin schon sehr gespannt auf diesen Tag, an dem ich etwas erforschen kann, was für die Allgemeinheit mit Zauber und Unwissenheit verbunden ist.

Donnerstag
Ihr werdet es nicht glauben. Nachdem ich mich nun zwei Tage lang bei meinen Pflegern darüber aufgeregt habe, weil Herr Wirtzer immer noch beatmet wird und dauernd angekettet, also fixiert, im Bett liegt und vor sich hindarbt, obwohl er meiner laienhaften Meinung doch ganz gut drauf war und auch selbst atmen konnte, haben sie heute vormittag den Beatmungsschlauch rausgezogen!!! Ich dachte, ich höre nicht richtig bei der Übergabe. Alex sagte dann zu mir, jetzt könne ich ihn ungehindert zutexten, weil ich doch immer soviel mit Herrn Wirtzer spreche und ihm alles mögliche erzähle. Das ist für die Intensivpfleger natürlich fremd, denn sie können die Zeit nicht aufbringen um sich ausgiebig mit den Patienten zu beschäftigen. Ich wunderte mich sehr, daß die Beatmung nun so plötzlich weg war. Ob ich mit meiner Hartnäckigkeit dafür verantwortlich war? Sie haben zwar nichts gesagt und ich habe nicht gefragt, aber ich bin sicher, dass das mein Verdienst war. Wirklich gesagt, ich weiss nicht was genau los war, ich jedenfalls behaupte für mich, daß das auf mein Konto geht. Na, wer ist hier eine gute Ärztin, obwohl sie noch gar keine ist? Das freut mich ungemein, ich kann es euch nicht sagen. Nachmittag wurde Herr Wirtzer dann auf den Reha-Stuhl gesetzt, wo er zwei Stunden saß, als seine Frau zu Besuch war. Herr Wirtzer ist in dieser langen Zeit ziemlich abgetrieben und derzeit zu gar nichts in der Lage. Soviel steht fest, er ist bedient mit Ärzten, nachdem dies so unglückselig gelaufen ist.
Wir bekamen eine 38-jährige Patientin, die einen Herzinfarkt erlitten hatte. Heute war sie schon wieder munter. Ich muss sagen, daß mit dem Herzkatheter und der Stent-Einpflanzung ist eine tolle Sache. Früher ist man am Herzinfarkt gestorben, heute nicht mehr so schnell. Ich habe die Gelegenheit genutzt und sie ausführlich nach ihrer Vorgeschichte befragt. Nun wie kam es dazu? Sie erzählte, dass sie vorgestern abend auf der Couch saß und ferngesehen hätte. Plötzlich sei es zu einem sehr großen Druck im Brustbereich gekommen (Angina pectoris). Beide

Arme wurden taub. Sie konnte dieselbe Nacht nicht schlafen und ging tags drauf morgens zum Hausarzt. Dieser stellte am EKG ausser einer Tachykardie nichts fest und schickte sie wieder nach Hause. Am Abend dann kam es zum Zusammenbruch und sie wurde eingeliefert. Ich fragte sie nach den üblichen Risikofaktoren. Sie erzählte mir, daß sie seit zwei Tagen nun nicht mehr rauche. Vorher habe sie eine Schachtel Zigaretten am Tag geraucht, war sonst auch ziemlich gestresst und flippte bei jeder Kleinigkeit aus, schrie dann ihre Tochter an und ihren Mann. Genau das was sie beschrieb hatte sie in ihren Augen und in ihrer Mimik und Gestik, strahlte sie mit ihrer ganzen Persönlichkeit aus. Dann erzählte sie mir noch, daß auch ihre <u>Mama</u> vor 11 Jahren am Herztod gestorben sei. Ich wollte genauer wissen, was Herztod hier bedeutete. Das wisse sie nicht genau. Ihre Mutter sei abends ins Bett gegangen und morgens nicht mehr aufgewacht. Der Arzt habe ihr dann gesagt, das Herz wäre schneller gewesen als ihre Mutter. Ich verstand diese Aussage nicht. Was er damit gemeint hatte, wusste die Patientin nicht und auch nicht ob es ein Herzinfarkt, Herzversagen oder Stillstand war. Ich fragte mich, wie man sich mit so einer Aussage abspeisen lassen kann und ich frage mich, warum der Arzt das nicht genauer erklärt hat. Vielleicht hat er gedacht, sie würde es sowieso nicht verstehen und es besser sei, wenn sie die genaue Ursache gar nicht weiss? Wenn man bedenkt, vor 11 Jahren war die Patientin 27 Jahre alt, als ihre Mutter starb. Es ist in keinem Alter schön, wenn die eigene Mutter stirbt, aber in diesem Alter hat man meistens schon Kinder und braucht und will doch die Oma. Die Patientin sprach von ihrer Mama nicht von ihrer Mutter. Dies weist darauf hin, daß eine sehr starke innere Bindung bestanden haben muss, die übrigens oberflächlich nicht unbedingt sichtbar sein muss und sogar nach dem Tode noch fortbesteht! Dies ist wieder so ein Fall, in dem psychologisch-soziologische Forschung interessant wäre. Für mich tun sich beispielsweise folgende Fragen auf:

Besteht ein genetischer Zusammenhang und/oder ein psychologischer?
Hat der frühe Herztod der Mutter die Tochter psychisch so gestresst, daß sich dies auf alle Bereiche ihres Lebens ausgewirkt hat?
Hat der frühe Herztod der Mutter die Tochter sozusagen davon überzeugt, daß auch sie dieses Schicksal ereilen wird?

Wieviel trägt der damalige Arzt bei, der keine klare Aussage zum Tod der Mutter machte?

Was mich betrifft überlege ich mir nun auch ernsthaft, mit dem Rauchen aufzuhören. Oder soll ich lieber die Einstellung eines Herzinfarkt-Patienten von damals auf der Inneren übernehmen? „Wieso soll ich aufhören zu rauchen? Wenn ich wieder 'nen Infarkt bekomme, dann könn'n se ja wieder so'n Ding einpflanzen"
Kollegenmäßig war das Geschrei und Geschimpfe über Druck und Zeit- sowie Personalmangel wieder groß. Sie regten sich über alles und jeden auf, sind sehr mißtrauisch und argwöhnisch. Das geht mir langsam auf die Nerven, denn es überträgt sich auch auf die anderen und vergiftet die ganze Arbeitsathmosphäre. Es muss eine ziemliche Furore gemacht haben, daß ich mit dem Chefarzt gestern gesprochen habe. Ich wurde heute zweimal so nebenbei darauf angesprochen, ob ich mich beim Chef als Anästhesistin beworben hätte. Mir kam es so vor, als wenn noch nie jemand von denen mit dem Chef gesprochen hätte. Im kollektiven Gejammer, was es übrigens auf der Inneren überhaupt nicht gab, hatten sie so schön viel miteinander zu reden. Jaja, gleiches Leid ist sehr verbindend. Solange sie jedoch Zeit zum Schimpfen haben, kann es nicht so schlimm sein. Sie stacheln sich gegenseitig an und als die Nachtschicht zum Dienst kam, haben sie sich wegen der Frage, wo ein neuer Zugang, eine ältere Dame mit gebrochener Schulter, hingelegt werden sollte, beinahe in die Haare gekriegt und sich schon regelrecht angezickt. Ich verstehe nicht, was dieses Gejammer soll.
Liebe Kollegen, merkt euch für eure Zukunft: Jammern ist die Lieblingsbeschäftigung des unteren Volkes.
Mit dem Wasserausteilen war ich vorsichtig, habe immer vorher gefragt. Insgesamt gesehen gab es heute für mich wieder nicht viel zu tun. Gustav tat lieber alles selber, holte sich zum Helfen seine Kollegen und liess mich links liegen. Aber der Film sollte erst noch beginnen: Der Hubschrauber kam nämlich. Ich stand in einem Patientenzimmer und hörte Gedröhne. Ich dachte mir, was ist das bloss? Dann schaute ich zum Fenster hinaus und sah durch die Bäume etwas rotes. Wow, der Hubschrauber. Sie brachten niemanden, sie holten jemanden. Von meiner Station. Und zwar Herrn Meinauer bei dessen OP ich am Montag dabei war. Man hatte festgestellt, daß er ein Spinalkanalabszess hat,

welches neurochirurgisch operiert werden musste. Der Notarzt und ein Sanitäter kamen mit der Spezialliege herein. Wie gesagt, wie aus dem Film. Overall an, ganze Ausrüstung dabei, einfach cool. Ich habe mich natürlich dazugestellt, denn wann sieht man sowas sonst schon mal aus nächster Nähe. Bis Herr Meinauer auf der Liege war und alle Formalitäten ausgefüllt waren verging eine gute halbe Stunde. Für mich war das aufregend. Dann stand ich draußen, ein Haufen Leute aus der Umgebung samt Kind und Kegeln waren auch gekommen, um sich das anzuschauen. Herrn Meinauers Frau war auch mit dabei. Sie begleitete ihren Mann noch bis zum Hubschrauber hin und ab ging es in das nächste Uniklinikum. Dann kam Frau Meinauer zurück und fing an zu weinen. Mein Gott, sie tat mir so leid, die Arme. Die ganze unsichere Sache um ihren Mann hat sie an den Rande der Verzweiflung gebracht. Was sagt man zum Trost? Ich weiss es nicht. Ich werde noch wahnsinnig. Die vielen kranken Leute, sie sind schon so verzweifelt.

Herrn Gemin von Bett drei, bei dem ich eigentlich noch nie war, habe ich heute auch kennengelernt. Ich war nach diesem Vorfall mit Frau Meinauer eh schon wieder weinerlich drauf und wäre am liebsten heimgegangen. Dann kam ich an Zimmer drei vorbei. Herr Gemin versuchte gerade sich alleine eine Flasche Wasser aufzumachen. Er schaffte es nicht und ich ging hinein, um ihm zu helfen. Ich fragte ihn wie es ihm gehe und da erzählte er mir seine ganze Geschichte. Dass er eine starke Lungenentzündung habe, dass er schon seit 21 Tagen auf der Intensiv war, dass er gar nicht gesund wird, obwohl er jeden Tag betete und sein Sohn ihn doch so dringend braucht. Da lag er in seinem Bett mit dem schneeweissen Vollbart und den weissen Haaren und fing an zu weinen. An mir ging das nicht spurlos vorüber. Er tat mir so leid, daß ich die Tränen nur schwer zurückhalten konnte, es aber nicht schaffte. Ich habe mich jedoch zusammengerissen und ihm das Versprechen abgerungen, daß es ihm morgen besser geht. Der arme, liebe Mann. Ich habe das Gefühl, daß die Patienten, die sehr lange krank sind und mit allen Unanehmlichkeiten konfrontiert werden (müssen), am schwersten gesund werden. Einige sind wirklich den ganzen Tag alleine, bis auf die Schwester oder den Pfleger, die ein paarmal am Tag etwas zu erledigen haben. Langsam bekomme ich Wut auf die Pfleger. Zum Schimpfen haben sie Zeit, aber um nur einmal kurz die Patienten aufzubauen, dafür haben sie keine Zeit und keine Nerven. Wann denn auch, wenn sie in jeder freien Sekunde rumjammern müssen? Würden sie sich mehr um die Patienten kümmern und sie nicht so abfertigen, dann würden sie ihren Beruf vielleicht wieder erfüllter wahrnehmen und hätten mehr Freude daran. Ich merke langsam wie sich mein Blickwinkel verändert, ich sehe seit heute sehr viel mehr aus der Sicht der Patienten. Wie damals auf der Inneren. Als ich den Kamm saubergemacht habe und mir durch den Kopf ging, daß damit die schönen weissen Haare einer alten kranken Dame gekämmt wurden, die sich selbst nicht mehr kämmen kann. Ich muss für heute aufhören zu schreiben, sonst setze ich meine Tastatur unter Wasser.

Freitag
Was für ein schönes Datum und ein guter Tag, um zu sterben. Ein dramatischer und spannender Tag für mich und ein stressiger für die Pfleger der Intensiv. Die Schichtzusammensetzung war heute ausgezeichnet. Beinahe kein Gejammer und Geschimpfe, ich war mit einer netten Schwester zusammen, die mich im Gegensatz zu den Pflegern der letzten Tage sehr viel hat machen lassen. Wir hatten meine beiden Lieblingspatienten Herrn Bummer und Herrn Wirtzer. Beim Lagern der Patienten habe ich heute sehr viel mitgeholfen und dabei zum ersten Mal so richtig mitbekommen, wie das in den Rücken gehen kann. Selbst wenn du alle Richtlinien des richtigen Hebens und Bückens beachtest kann man nicht vermeiden, dass man es im Rücken merkt. Ein-, zwei-, dreimal, wie in meinem Fall, geht das schon. Aber öfter? Gustav sagte gestern, alle hätten bereits ihren Bandscheibenvorfall. Aber es stimmt wirklich. Das Lagern von beinahe bewegungsunfähigen 100-Kilo-Leuten ist heftig, aber auch wenn die Leute leichter sind ist das schwere Arbeit. Wir bekamen einen Zugang. Einen 22-jährigen jungen Mann, der am WPW leidet. Dabei handelt es sich um das Wolff-Parkinson-White Syndrom. Vereinfacht ausgedrückt ist das ein angeborener Herzfehler, bei dem es einen zweiten elektrisch leitenden Weg zwischen Herzvorhöfen und –kammern gibt. Akut kann es dabei zu Tachykardie mit Herzrhythmusstörungen kommen, welche im schlimmsten Fall das Leben kosten können. Sie wandten bei ihm eine Methode an die hätte gefährlich werden können, also war ich mit von der Partie. Sie spritzten ihm Adenosin, was zu einer Verringerung der Herzfrequenz führt und die Überleitungszeit im AV-Knoten verlängert.

Das bedeutet, dass sie eine Herzrhythmusstörung provozieren, um das Herz wieder zum regelmäßigen Schlagen zu bringen. Der arme Kerl war ganz panisch als sie den Defibrilator hereinrollten und fragte mit großen Augen angstvoll, ob das wirklich sein müsse. Der Oberarzt „erklärte" ihm mit einigen unverständlichen, überhasteten und nuschligen Worten aus denen ICH lediglich entnehmen konnte, dass es kurzzeitig zu einem Engegefühl kommen würde, aber sie wären ja da. Wenn ich schon nix verstand, wie dann der arme Patient? Darüber konnte ich mich wieder aufregen. Alles ging dann so schnell, daß ich gar nicht mitgekommen bin. Ein Pfleger sagte mir dann, daß es dabei richtig dramatisch werden könnte. Manchmal zucken die Patienten, es kommt zu erheblichen Rhythmusstörungen, sie zittern wie unter Strom und verdrehen die Augen nach oben und „wenn man Glück hat" kommt sogar die Nulllinie. Bei Kammerflimmern würde man dann den Defibrilator benutzen. Nun gut, ich muss zugeben, das hätte ich gerne gesehen. Aber abgesehen davon muss selbst ein kurzzeitiges Engegefühl ganz schön schlimm sein. Man simuliert damit ja quasi einen Herzinfarkt oder zumindest eine Angina pectoris. Mir haben in den letzten vier Wochen sehr viele Patienten beschrieben, wie es war als sich die Angina oder ein Herzinfarkt entwickelt hatte. Druckgefühle, Engegefühle, Todesangst, Taubheitsgefühl in den Armen, Rückenschmerzen, Tachykardie. Wirklich sehr interessant und bleibt viel besser im Kopf hängen als das Auswendiglernen aus dem Lehrbuch. Im übrigen habe ich mir heute gedacht: Warum überhaupt sechs Jahre studieren? Wenn ich dafür sechs Jahre ins Krankenhaus gehen würde und dort immer und überall zuschauen und es dabei lernen würde, dann wäre das Studium eigentlich überflüssig.

Herrn Wirtzer mit dem offenen Bauch geht es den Umständen entsprechend gut. Er hat heute schon versucht selbst aus dem Bett zu klettern. Wenn das kein Fortschritt ist. Das erinnerte mich an damals. Mein damaliger Mann hatte sich bei einem Autounfall den Wirbel gebrochen, als unsere Kleine gerade sechs Wochen alt war. Er musste insgesamt sechs Wochen auf dem Rücken liegen, bis der gebrochene Wirbel wieder so festgewachsen war, daß er das Rückenmark nicht mehr schädigen konnte. Nach ca. 5 ½ Wochen kamen sie und klärten ihn darüber auf, daß er bald aufstehen dürfe, dies aber langsam angehen müsste, weil ja der Kreislauf geschwächt sei und sich die Muskulatur zurückgebildet hätte, er deswegen temporär keine Kraft mehr hätte. Mein Mann sagte nur, so ein Käse, wenn ich wieder aufstehen darf, stehe ich auf und gehe zum Rauchen. Gesagt, getan! Er stand auf, saß ca. 10 Minuten am Bettrand, dann stand er auf und rauchte eine Zigarette. Keine Spur von Kreislaufschwäche oder Muskelrückgang in solch einem Ausmaß, daß er nicht mehr von alleine stehen konnte. Genauso ist es bei Herrn Wirtzer Er ist heute den 68. Tag auf der ITS, davon war er 67 beatmet, von denen er wohl 30 gar nicht gebraucht hätte. Ich weiss nicht, wieviel ein Krankenhaus an einem beatmeten Patienten verdient, wenn ich mal sticheln darf. Herr Wirtzer ist ein Grund zur Freude, das kann ich euch sagen.

Ein anderer Patient, Herr Flieger, 72 Jahre alt, hatte eine Sigmaresektion. Das ist eine Amputation eines Stückes vom Dickdarm. Er ist auch schon einige Tage bei uns und hatte die meiste Zeit davon ziemliche Schmerzen. Er bekam jeden Tag Besuch von Frau und Kindern und anderen Bekannten und Verwandten. Man kann sagen, er ist ein sozial gut eingebundener Mensch, der sich auch im Krankheitsfalle auf seine soziale Umgebung verlassen kann. Ganz anders als manch andere Patienten, die keinen Menschen haben, niemals Besuch bekommen und immer alleine sind. Heute konnte ich sehr gut beobachten, welch ein dominierender und lückenfüllender Faktor Schmerzen sein können. Ich habe gesehen, daß Herrn Fliegers Frau am frühen Nachmittag zu Besuch war. Später war sie dann plötzlich weg. Nun, nichts ungewöhnliches. Sie kam ja wieder. Kurze Zeit später kam die chirurgische Visite. Sie waren auf dem Durchmarsch und schauten auch ganz kurz bei Herrn Flieger vorbei. Dann fiel dem Chefarzt der Chirurgischen plötzlich ein, daß er sich die Wunde anschauen wollte. Die zuständige Schwester Gerlinde musste sofort kommen und den Verband lösen. Das hat sie getan, er hat kurz drauf geschaut und weg war er. Diese schnelle Aktion hat Herrn Flieger und Gerlinde sehr gestresst. Zu Gerlinde allerdings später. Herr Flieger hatte heute keine Schmerzen, denn ich hatte ihn heute schon zweimal danach gefragt. Schon als die Visite bei ihm am Bett war, fing er plötzlich an zu weinen und sagte mit seinen verweinten Augen etwas zu den Ärzten, was ich aus einem Meter Entfernung jedoch nicht verstand und die wahrscheinlich auch nicht. Es klang verzweifelt und flehend und er tat mir so leid. Der Chefarzt hatte ihn keines Blickes gewürdigt oder irgendeine Beteiligung gezeigt. Er sagte noch schnell zur Schwester, daß sie das trocken verbinden solle und endgültig draußen war er. Ich glaube, er hatte gerade noch selbst bemerkt, daß dies eine überflüssige Aktion und ein regelrechter Flop war. Er liess Herrn Flieger weinend im Bett zurück und ich hätte ihm am liebsten eine volle Nachtschüssel nachgeworfen. Gerlinde musste zum Neuverbinden etwas holen, sie war ja schließlich nicht darauf vorbereitet gewesen und musste für den Wunsch des Chefarztes einen anderen Patienten, an dem sie gerade gearbeitet hat, unterbrechen. Sie bat mich, bei Herrn Flieger zu bleiben, damit dieser in seiner Aufregung nicht an die Wunde fasste. Ich fragte ihn was denn los sei, ob er Schmerzen hätte. Nein, er hatte keine Schmerzen, er hätte Zeitlang nach seiner Frau und seinen Kindern und wir Schwestern wären alle so gut zu ihm. Er war ganz aufgelöst und ich versuchte ihn damit zu beruhigen, daß seine Frau ja bald wieder kommen würde. Mein Gott, wie er mich dann anschaute. Ich hätte auf der Stelle losweinen können und musste mich so sehr beherrschen. Gleichzeitig hatte ich eine Riesenwut auf den Chefarzt, der jetzt, so kurz vor seinem Feierabend noch so einen Stress reinbrachte. Worauf ich hinaus will ist folgendes: Man kann hier sehr gut die Dominanz und Macht von Schmerzen beobachten. Wenn Schmerzen vorherrschen ist in der Seele kein Platz für anderes. Die Seele ist vollkommen ausgefüllt damit. Sobald bei einem kranken Menschen die Schmerzen jedoch weg sind, bricht sie zusammen und alle aufgestauten Emotionen, die in der Regel von den Schmerzen unterdrückt werden, kommen ungebremst zum Vorschein und nehmen sich ihren Raum. Ich wäre gerne noch länger bei Herrn Flieger geblieben, jedoch kam Gerlinde zurück, um den Verband fertig zu machen.

Herrn Wirtzers Frau sprach ich an, ob sie denn keine Enkelkinder hätten. Doch haben sie schon, jedoch redet die Schwiegertochter kein Wort mit ihnen und hat den Enkelsöhnen, 17 und 12 Jahre, jeglichen Kontakt mit ihnen verboten. Ein starkes Stück. Ich hatte mir nämlich gedacht, daß es Herrn Wirtzer doch einen unheimlichen Schub gegeben hätte, wenn die Enkelkinder zu Besuch gekommen wären. Als Frau Wirtzer ging, sagte ich nochmals zu ihr, dass sie mit ihrem Sohn reden solle, damit die Enkel ihren Opa besuchen. Da ich nur noch zwei Tage auf der ITS in Frühschicht bin, werde ich wohl nicht mehr erleben, wie die Geschichte weitergeht. Wie schade. Ich hätte mich unheimlich gefreut, wenn ich es jetzt auch noch geschafft hätte, die Enkelkinder herzubringen.

Bei Herrn Gemin wurde heute ein ZVK in die Clavicula (Vene des Schlüsselbeines) gelegt. Gestern noch hatte ich mit ihm gesprochen. Er war so verzweifelt, weil er schon so lange krank war und sich noch nichts verbessert hatte, ich erzählte euch. Und was passierte beim Legen des ZVK? Der Arzt hatte die Lunge angestochen, es kam zum Pneumothorax. Der Pneumothorax ist eine Begleiterscheinung, welche passieren kann, wenn ein ZVK in die Schlüsselbeinvene gelegt wird. Dies ist jetzt nicht unbedingt etwas lebensbedrohliches, zumal wenn man sich im Krankenhaus befindet, für den Betroffenen jedoch bringt es gewaltige Unannehmlichkeiten mit sich. Ich werde es jetzt nicht wagen, meine „fachliche" Meinung dazu abzugeben. Aber ich denke mir, hätten die Ärzte mehr darüber gewußt, wie es Herrn Gemin seelisch geht, dann wären sie vielleicht auf die Idee gekommen, den ZVK in die Halsschlagader zu legen, um auszuschließen, dass die Lunge verletzt wird. Er hat ja schon eine Lungenentzündung und ein Pneumothorax macht es nicht gerade besser. Plötzlich bekam er keine Luft mehr, wegen der zusammengefallenen Lunge und sie mussten absaugen. Was genau da medizinisch vorging, wusste ich nicht. Was ich wusste war, daß der ZVK in die Halsvene gehört hätte. Der arme Herr Gemin mit seinen schönen weissen Haaren und dem weissen Vollbart. Ich bin dann zu ihm hingegangen, habe seine Hand gehalten und er wollte gerade anfangen mir etwas zu sagen. Nach den ersten drei Worten kam die mittlerweile extrem gestresste Gerlinde herein und keifte mich an, daß er jetzt nicht reden wolle. Mit eindeutigen Gesten warf sie mich regelrecht aus dem Zimmer raus. Wie bitte? dachte ich mir. Ist denn Reden jetzt nicht die beste Gelegenheit, damit sich die zusammengefallene Lunge wieder aufbläst? Patienten, die lange liegen müssen, sind Topkandidaten für schwere Lungenentzündungen. Durch das Liegen wird die Atmung flacher und flacher, bis sie schließlich so schwach ist, daß sie zwar genügend Luft bekommen, die Lunge jedoch nicht mehr ausreichend belüftet wird und Keime und Bakterien sich ansammeln können, bis sich die schönste Lungenentzündung entwickelt hat. Schweren Herzens verliess ich Herrn Gemin und hatte einen Hass auf Gott und die Welt.

Zu allem Überfluss half ich meiner Schwester eine tote Frau nach unten zu bringen. Die wunderschöne alte Dame wollte heute morgen jemanden

hier im Krankenhaus besuchen. Sie schaffte es noch bis über die Schwelle des Hauses, dann brach sie tot zusammen. Was für ein Hohn, dachte ich mir. Da ich ja sozusagen schon geübt bin im Umgang mit Leichen ging das ziemlich schnell. Wir mussten sie jedoch vorher noch auf ein stabiles Tuch betten, damit wir sie auf die Bahre ziehen konnten. Die Leichenstarre war schon sehr weit fortgeschritten, sie war kaum mehr in den Gelenken zu bewegen. Dies machte mir komischerweise gar nichts aus. Oh Gott, bin ich schon so abgestumpft, daß ich meine ganze menschliche Wärme verloren hatte? Aber ich schimpfte mich dann selbst, dass jetzt endlich einmal Schluß sein müsse mit dem Geheule. Der psychologische Grundsatz lautet schließlich: Mitleiden, aber nicht mitfühlen! Im Anschluß daran durfte ich noch ein paar Infusionen zusammenmischen. Das durfte ich heute ganz alleine machen. Die erste ging daneben, weil mir das Fläschen ausrutschte und ich den Inhalt verschüttete. Aber ab dann klappte es ganz reibungslos. Du musst unwahrscheinlich aufpassen. Vor lauter Fläschchen, Kanülen, Spritzen und Verpackungsaball kann es schnell passieren, daß man, wenn man keine Routine hat, in die Nadel fasst. Also immer vorsichtig sein und sich niemals hetzen lassen. Zum krönenden Abschluß durfte ich bei Herrn Bummer Mundpflege machen. Das war nun wirklich nicht schön. Herr Bummer liegt ja schon einige Zeit und es lässt sich halt nicht verhindern, dass sich allerhand Zeug im Mund ansammelt. Schleim, Borken, Beläge auf den Zähnen und der Zunge. Das alles rauszuschaufeln ist, wie soll ich sagen, nicht appetitlich. Ich weiss nicht was besser ist: Vollgeschissene Windeln und Hintern sauberzumachen oder Mundpflege bei einem Bettlägrigen zu machen. Aber es muss gemacht werden. Ich sollte mich vielleicht nicht so anstellen?
Dieser Tag heute beinhaltete alle nur erdenklichen Emotionen. Ich bemerke wieder einmal, wie wichtig und goldwert Gesundheit doch ist. Dem geht voraus, dass die Seele gesund ist. Wie sagt Fliege immer? Passen Sie gut auf sich auf! Ja, ich pass gut auf mich auf.
Mittlerweile bin ich der Meinung, dass die Anästhesie die schönste medizinische Disziplin sein muss. Das stelle ich mir ungefähr so vor: Ich stehe im Narkoseraum. Schwerkranke, sich vor Schmerzen windende Menschen werden zu mir auf den OP-Tisch gebracht. Sie schauen mich mit ihren verzweifelten und manchmal verweinten Augen ängstlich an und ich sage ganz ruhig zu ihnen: „Haben Sie nun keine Angst mehr,

gleich ist es vorbei. Die Schmerzen werden weg sein, Sie werden nichts mehr spüren und tief und fest schlafen. Und wenn Sie wieder aufwachen, dann sieht die Welt ganz anders aus." Dann spritze ich das Schlafmittel und im Nu sind sie im Nirwana. Und wenigstens für die Dauer der Operation sind sie von ihren Schmerzen und ihrer Krankheit befreit. Ach, es ist schön, Gott zu spielen. Nun kann ich nur noch hoffen, daß der Chirurg nicht pfuscht. Ich hoffe, ihr versteht den Spaß :-)

Samstag
Ich bemerke, daß es nicht gut ist, sich zu sehr in Patientengeschichten hineinzusteigern. Die Sache mit Herrn Wirtzer und seiner Familie hat mich heute nicht so gut schlafen lassen und verfolgt mich regelrecht, ausserdem tut mir Herr Gemin so leid. Und total kaputt bin ich auch. Ich bin bis jetzt noch nicht in der Lage, die ganzen Erlebnisse wegzustecken. Und überhaupt bin ich gewaltig schlecht drauf, wenn ich frei habe. Ich kann nicht so schnell um- bzw. abschalten. Im Moment bin ich froh, wenn das ganze bald vorbei ist.
Damit man auch soviel vom Geschehen mitbekommt, ist es nötig, seine Fühler nach allen Seiten hin auszustrecken. Es kommt nämlich keiner zu dir und sagt, schnell komm, da ist was spannendes. Ich bin also ständig die Station auf- und abgerannt, hab gekuckt wo es was zu sehen gibt, hab immer gefragt, ob demnächst interessante Untersuchungen stattfinden oder ob ich dies und das machen kann und so weiter. Lt. §6 der ApprO hat der Pflegedienst ja den Zweck Betrieb und Organisation eines Krankenhauseses kennenzulernen. Und das geht nicht, wenn man nur in der Stationsküche sitzt, wenn nichts zu tun ist. Eigeninitiative ist gefragt, sonst kann es sehr schnell langweilig und frustrierend werden.
Bei mir ist, bzw. war es so, daß ich anfangs eine unerklärliche Scheu vor neuen Patienten hatte. Warum, das habe ich bisher noch nicht herausgefunden. Vielleicht ist es ein Grund, daß ich noch gar nichts über sie weiss. Ich müsste also zu ihnen hingehen und sie fragen, was sie haben und warum sie hier sind, vorausgesetzt sie sind ansprechbar. Dies erweist sich jedoch schon auf der normalen Station und erst recht auf der Intensiv meist als schwierig. Die Ärzte oder Pfleger zu fragen ist auch nicht immer so einfach, da die Ärzte entweder gerade nicht da sind und die Schwestern auch noch nichts genaues wissen. Akten sind meistens auch noch nicht da und die Verdachtsdiagnosen der Aufnahme sind

handgeschrieben und meistens für mich unlesbar. Es sei denn, der Patient wird vom Notarzt gebracht. Dann bekommt man von diesem einen wirklich ausführlichen Vortrag darüber was vorgefallen war, worin der Verdacht besteht und was der Notarzt schon gemacht hat oder auch nicht.

Bis jetzt war es mir allerdings noch nicht möglich, Patienten so ausführlich auszufragen, daß ich annähernd herausgefunden hätte, inwieweit ihre Krankheit psychisch und gesellschaftlich bedingt ist. Es ist nicht so, daß das unmöglich wäre, jedoch fehlt die Zeit, um intensiver in ihr Leben zurückzugehen und einen Trigger dafür zu finden. Beispielsweise im Falle der 53-jährigen Patientin mit dem Pankreas-Carzinom. Oder die 38-jährige mit dem Herzinfarkt. Wann, wie und warum schlägt eine Krankheit zu? Was war der Auslöser? Wie sagte Professor Charles Müller-Larousse im Kinofilm „Anatomie II"? „Der eine kriegts, der andere hat Glück!" Das reicht mir nicht. Ich bin nach wie vor überzeugt, dass geistig-seelische Vorfälle einen sehr großen Teil dazu beitragen, genetische Veranlagung hin oder her. Man kann im Übrigen sehr vielen Leuten im Gesicht ansehen, wie ihr Leben bisher verlaufen ist. Immer zufriedene und glückliche Menschen haben das in ihrem Gesichtausdruck. Verbitterte und unzufriedene Menschen erkennt man auch an ihrem Aussehen. Ich habe schon immer gesagt, der Zustand der Seele und die innere Verfassung formen die äußere Erscheinung.

Montag
Frühschicht. Ich bin relativ gut aus dem Bett gekommen und war gut in Form, gottseidank, denn dieser Tag hatte es wieder in sich. Die Schichtzusammensetzung war heute anders, das Geschimpfe somit reduziert. Ich war mit Pfleger Jochen zusammen. Ein Profi auf seinem Gebiet. Er ist sehr nett und gut drauf. Wir hatten von der Nacht noch eine Patientin zur Überwachung, die um Mitternacht eine Sectio, also einen Kaiserschnitt, hatte. Mutter und Kind waren wohlauf. Das süsse Kleine lag neben ihr im Bett und ich wollte es mir unbedingt aus der Nähe anschauen. Also bin ich rein, fragte wie es geht. Die Mutter sagte, daß sie Hunger hätte, aber alleine nicht aufstehen konnte und das Baby ja auch bei ihr im Bett lag. Die Gelegenheit hatte ich gleich ergriffen. Ich holte eine Schwester, die ihr beim Aufstehen helfen sollte und ich habe mich einstweilen ausführlich mit dem Kleinen beschäftigt :-) Eins

von den wenigen schönen Dingen, die ich in den bisherigen vier Wochen erlebt habe. Ein paar Stunden später war sie auch schon wieder verlegt worden.

Unser Herr Bummer mit der paragelaufenen Bluttransfusion hatte heute furchtbar viel Durchfall. Er kann ja noch nicht aufstehen und so ging die ganze Bescherung ins Bett. Den Durchfall hat Jochen nur ganz schwer unter Kontrolle bekommen. Er brauchte dazu eine zweite Fachkraft, Monika, und mir war das ganz recht. Das gute am Praktikantentum ist, dass man wirklich schmierige Sachen nicht machen braucht. Um den Durchfall zu stoppen, das heißt, um zu verhindern dass alles ins Bett läuft holte er ein Darmrohr. Das schob er Herrn Bummer in das Rektum hinein und der Durchfall wurde in einen Beutel geleitet. Jedoch liess sich nicht verhindern, daß trotzdem etwas vorbeilief. Ich weiss auch nicht warum, aber plötzlich blies sich der Beutel mit dem Stuhl auf und wurde ganz prall. Jochen und Monika flüchteten und riefen, schnell, raus. Ich also auch raus, weil gerade die Gefahr bestand dass der Beutel platzt. Iiiiiiiihhhhhhh! Das tat er aber nicht und Jochen brauchte ein zweites Rohr. Irgendwann war dann wohl Herrn Bummer´s Darm leer und er wurde saubergemacht. Nach drei Laken und zwei Durchzügen war erstmal endlich wieder Ruhe. Also, wenn ich mal da liegen sollte, dann will ich bestimmt kein Darmrohr!

Stellt euch vor, ich durfte heute Fäden ziehen! Am Morgen habe ich mit einem Anästhesisten gesprochen, der erst seit einem halben Jahr eine Facharztausbildung bei uns im Haus machte. Ich wollte einfach mal wissen, was man denn als Anästhesist so alles macht, denn bisher weiss ich über dieses Gebiet, ausser das mit den Narkosen, nicht sehr viel. Sie machen ausser Anästhesie auch noch Schmerztherapie, Notarzt und Intensivmedizin oder können in niedergelassenen ambulanten OP-Praxen arbeiten. Er meinte, er hätte eine geregelte Arbeitszeit und der Job wäre ganz angenehm. Er bemängelte nur, daß manche Anästhesisten im OP oftmals nur so etwas wie Hilfsmediziner seien bzw. sich so vorkommen. Als er mir das so beschrieb, dachte ich mir, das hört sich ziemlich stupide an und großflächig an. Die Anästhesisten haben kein Körperteil, auf das sie spezialisiert sind, wie beispielsweise Kardiologen, sondern vielmehr ein Überblickswissen. Er nahm mich dann mit zum Fäden ziehen und ich durfte selbst. Er fragte mich, ob ich

das schon einmal gemacht hätte. Ich sagte ja, aber das sei schon lange her. Ich hatte ja damals, während meiner kurzen Krankenschwester-Ausbildung, auch gelernt Fäden zu ziehen und kramte alles verstaubte Wissen hervor. Er erklärte mir dann, dass man dafür immer zwei braucht, denn der, der sich kontaminiert, also mit dem Patienten in Berührung kommt, dürfe nicht an den Gerätewagen rankommen. Also einer reicht Instrumente und sterile Kompressen, der andere macht. Ich durfte mich kontaminieren. Zuerst wurde die Wunde mit gründlich mit Desinfektionsmittel eingesprüht, dann habe ich aussenrum abgetupft. Er gab mir Pinzette und Fadenmesser. Ich fummelte den mittlerweile schon etwas festgewachsenen ersten Faden heraus und setzte das Fadenmesser an einer Schlinge an. Und? Und? Und was passiert mir? Ich schneide beide durch! Der Mittelteil des Fadens hatte sich sogleich unter die Haut verabschiedet. Oh mein Gott! Ich bin sowas von saublöd, anders kann man das nicht mehr nennen. Die anderen Fäden bekam ich ohne Probleme heraus, genauso wie ich ja auch den ersten entfernt hätte, hätte ich ihn nur weit genug herausgezogen. Ich sage euch, das hatte einen verdammt schalen Nachgeschmack. Ich habe mich den ganzen Tag nicht mehr wohlgefühlt und ein mordsschlechtes Gewissen gehabt. Er meinte, der Faden würde nun rauswachsen. Ich beruhigte mich dann, daß dies doch vergleichbar sein müsse mit einem Holzsplitter, den man sich unter die Haut zieht und der dann drinsteckt und mit der Zeit wieder herauswächst. Denn immerhin waren die Fäden und die Wunde ja vorher großzügig desinfiziert worden. Aber ich könnte mich sowas von ärgern. Da darf ich so etwas einmal machen und dann baue ich gleich solchen Mist. Zu allem Übel will ich dann noch die Tupfer wegschmeißen und was mache ich? Ich mache mit den kontaminierten behandschuten Händen, die Abfallbox am Wagen auf!! Da hätte ich doch nicht hinlangen dürfen! Er hat es mir vorhin ausdrücklich gesagt. Ihr könnt euch nicht vorstellen, wie schlecht ich mich gefühlt habe. Ich bin dann später an diesem Tag noch mit zu Herrn Flieger´s Gastroskopie gegangen. Ich dachte mir, da kannst du wenigstens nichts falsch machen, wenn du stehst und schaust. Es sei denn ich stolper über irgendwas und reisse alles mit runter.
Und was passiert bei der Gastroskopie? Die Schwester bat mich, Herrn Flieger die Druckmanschette anzulegen. Ich natürlich eifrig, gehe um das Bett herum und haue mir den Kopf an der Eckkante der

Apparatschaft an. Gottseidank war nichts passiert, ich hatte kein Loch an der Stirn und auch keinen Kratzer. Ich habe mich dann vorsichtshalber mal weit weggestellt.

Das war übrigens von Herrn Flieger total süß: Ich hatte ihn vorher gefragt, ob ich bei seiner Untersuchung zusehen dürfe. Da meinte er, aber selbstverständlich doch, als zukünftige Ärztin müsse ich das doch schließlich lernen, damit ich später den Leuten helfen kann. In der Endoskopie sagte er dann zum untersuchenden Arzt: „Gell, die junge Dame habe ich zum Zuschauen eingeladen, damit sie das lernt!" :-)

Höchst dramatisch wurde es nochmals nach dem Mittagessen. Ich sass mit Jochen und der Spätschwester am Schreibtisch bei der Übergabe, plötzlich jagte die Herzfrequenz von Herrn Gemin in die Höhe. Auf dem Überwachungsmonitor sah man das ja sofort. Keiner der beiden rührte sich auf Anhieb und plötzlich schrie ein anderer Pfleger, daß man schnell nach Herrn Gemin schauen sollte. Herr Gemin mit der Lungenentzündung und dem kürzlich gelegten ZVK und der Komplikation des Pneumothorax, ich erzählte euch. Er hatte Herzkammerflimmern. Im Nu kamen alle angerannt, alles wurde hergerichtet, einschließlich dem Defibrillator. Ich dachte mir, oh Gott, ich wollte das mit dem Defi immer mal live sehen, aber doch nicht bei dem lieben Herrn Gemin!!! Drei Anästhesisten und ein Kardiologe waren da. Sie machten eine erschreckend druckvolle Herzmassage, ich dachte noch, mein Gott, hoffentlich brechen die Rippen nicht, sie setzten den Defi an, gaben einen Stoß. Es kam zum Herzstillstand, gleich darauf fing das Herz wieder an zu schlagen, um dann gleich wieder zu flimmern anzufangen. Die Herzfrequenz war im Nu wieder bei 250, 260, 280. Der Druck ging runter bis auf 30/10!!!! Herzmassage, Defi, wieder Herzmassage, wieder Defi. Wieder Stillstand und dann standen alle bloss da und schauten auf den Monitor. Dann kam es auch noch zum Atemstillstand und sie intubierten ihn. Es sah aus als ob Herr Gemin TOT ist. Richtig tot. Ich fragte Jochen, was ist denn jetzt los? Er sagte, jetzt ist er tot. Ich betete, lieber Gott, lass ihn jetzt nicht sterben! Gerade hatte er noch Mittag gegessen, wollte sogar ein Bier dazu trinken, das er auch bekommen hatte und war sogar richtig gut drauf, ich selbst hatte ihm noch zu trinken eingeschenkt. Und jetzt, eine Viertelstunde später sollte er sterben? Einfach so und ohne Grund? Ich glaubte es nicht. Die Nullinie blieb einige Zeitlang, alle starrten auf den Monitor und

plötzlich fing das Herz wieder an zu schlagen! Gott sei dank! Es schlug weiter und schien auch stabil zu bleiben. Während der ganzen Aktion wurde Herr Gemin mit Dormicum sediert. Ihr wisst, das hinterlässt eine retrograde Amnesie. Gott oh Gott, war das nervenzerfetzend. Die Prozedur lief trotz der lebensbedrohlichen Situation so ruhig ab, daß man im Nebenzimmer davon nichts mitbekommen hatte, daß hier ein Mensch reanimiert wird. Es ist also nicht so, wie bei Emergency Room, wo alle rumschreien und hektisch sind, sondern das genaue Gegenteil war der Fall. Warum das im Fernsehen jedoch so hektisch und mit sovielen Worten begleitet ist habe ich jetzt erkannt. Dem Zuschauer muss schließlich mitgeteilt werden, was passiert und was gemacht wird. Ich kann ja wohl schlecht verlangen, daß sie das auch für Praktikanten machen, oder? Danach fragte ich den Arzt, wie es zum Kammerflimmern kommen konnte. Er meinte, daß er ein schwer vorgeschädigtes Herz hat und dass dies jederzeit auftreten könnte. Ach, er hat ein geschädigtes Herz? Und ich ging die ganze Zeit davon aus, daß er wegen seiner Lungenentzündung bei uns war. Es ist in der Tat nicht immer leicht, herauszufinden, was ein Patient eigentlich genau hat. Die meisten haben auch noch eine Reihe von Vor- oder Begleiterkrankungen, die ebenfalls in der Akte stehen und wenn ich nicht alles nachfrage, dann tappe ich wirklich im Dunkeln. Herr Bummer zum Beispiel: Er hat eine sehr lange Narbe an der Aussenseite des rechten Oberschenkels. Das war ein Oberschenkelhalsbruch und dieser wurde operiert. Aber ich weiss bis jetzt nicht genau, warum er solch einen gewaltigen Blähbauch und einen Nabelbruch hat, eiweissartigen schlibberigen hellen klaren Stuhl hatte und warum er überhaupt beatmet wird. Und dazu kommt auch noch das mit seinem Unterarm. Soviele Sachen, da kenne ich mich einfach nicht mehr aus. Was ich damit sagen will ist, daß ich meistens Schwierigkeiten habe, den genauen Aufenthaltsgrund eines Patienten herauszufinden. Wenn die Patienten von selbst erzählen, dann fangen sie meistens tief in ihrer Vergangenheit an und kommen vom Hundertsten ins Tausendste und warum sie letztendlich aktuell im Krankenhaus sind, wissen sie in einigen Fällen selber nicht. Es war also wieder einmal ein spannender Tag für mich. Ich hoffe, ich bete, daß Herr Gemin morgen noch lebt.
Ich habe mich heute auch gleich bei unseren Ärzten erkundigt, ob es möglich ist, einmal mit dem Notarzt mitzufahren. Ja, das geht. Die

Ärztin erklärte mir, wie ich das machen muss und ich habe mir auch gleich den Notarztplan geholt. Jetzt muss ich es nur noch hinbekommen, daß ich passende Schicht habe und dass dann auch ein Einsatz stattfindet.

Dieser Tag ist rasend schnell vergangen und ich um einige Erfahrungen reicher. Sowas wie mit den Fäden wird mir auf alle Fälle gewiss nie mehr passieren.

Dienstag

Mein letzter Tag auf der Intensiv hat nochmals alles geboten, was man sich nur wünschen kann, wenn das medizinische Interesse im Vordergrund steht. Vom menschlichen her gesehen war es jedoch bestimmt nicht wünschenswert. Ich war stockneugierig wie es unserem Herrn Gemin nach seiner Reanimation von gestern ging. Er war stabil und lag im künstlichen Koma. Das künstliche Koma kann man sich so vorstellen: Er bekommt über einen Perfusor laufend ein Schlafmittel sowie ein Schmerzmittel in den venösen Zugang geleitet. Dies hält den Patienten schlafend und schmerzfrei und verhindert, daß, wie in Herrn Gemin's Fall, durch Aufregung oder aber die Aktivitäten eines wachen, wenn auch bettlägrigen Menschen, das Herz belastet wird. Soweit war ich erstmal beruhigt. Jochen, mit dem ich auch heute zusammen war, hat mir heute die Verlaufsanzeigen erklärt. Ihrt wisst, daß ich oben erzählt hatte, daß es für mich als sozusagen Aussenstehende nicht sehr leicht ist, die Krankheitsverläufe herauszufinden und auch den eigentlichen Grund für den Krankenhausaufenthalt. Bei Herrn Gemin lief das so: Anfang Juli erlitt er einen Herzinfarkt, der durch eine Dilatation (Erweiterung) der verstopften Gefäße und ein Stent-Implant versorgt wurde. Im besten Fall kann ein Patient mit dieser Behandlung normal weiterleben oder aber auch alltägliche Einschränkungen haben. Im schlimmsten Falle, wie bei Herrn Gemin, hält der Nutzen nicht lange und alles beginnt von vorne. Ein paar Wochen später kam es bei ihm zum zweiten Infarkt, der wieder ähnlich versorgt wurde. Die aus dem Herzinfarkt abgestorbenen Herzmuskelareale sowie, ich vermute, durch die oftmaligen Eingriffe wurde der Herzmuskel schwer geschädigt. Seine Herzleistung war bereits gestern nur noch bei 10% gelegen. Das dass nicht sehr viel ist, kann selbst jeder medizinische Laie nachvollziehen. Die Lungenentzündung war also doch eine Begleiterscheinung der langen

Bettlägrigkeit. Über drei Wochen auf der Intensiv, die ganze Zeit liegen, flach atmen, dazu kam noch die Schwäche wegen der Herzinfarkte, der Pneumothorax, obendrauf noch die typischen herumschwirrenden Krankenhauskeime, was will man da noch erwarten? So kam es letztendlich zum gestrigen Kammerflimmern.

Mit Herrn Flieger hatte ich heute Blut und Wasser geschwitzt. Er wusste, daß er heute auf Normalstation verlegt werden würde. In der Nacht hatte er schlecht geschlafen, weil Herr Bummer in dieser unruhigen Nacht dauernd für Aufregung gesorgt hatte. Er hatte die ganze Nacht versucht, sich alle möglichen Zugänge und Schläuche herauszuziehen, daß die Nachtpfleger dies fast nicht in den Griff bekamen. Da ich ja die letzten zwei Tage wegen des Einsatzes im anderen Bereich bei Herrn Bummer nichts mehr zu tun hatte, hatte ich auch keinen Einblick mehr in das Geschehen bei ihm. Wenn man sich das vorstellt: Obwohl er ja im selben Zimmer wie Herr Flieger liegt, nur getrennt durch den Vorhang bekommst du im Normalfall vom Geschehen aussenrum nicht mehr viel mit, weil du einfach von deinen eigenen Patienten voll und ganz eingenommen wirst. Herr Flieger war also unausgeschlafen und heute nicht besonders gut drauf. Er ist ein sehr freundlicher und lieber Mann und hat sich für alles immer tausendmal bedankt, heute jedoch war er etwas grantig. Ich ging in der Früh zu ihm, um ihm beim Waschen zu helfen. Ich habe zu ihm, wie gestern auch, gesagt, er solle sich auf den Toilettenstuhl setzen. Same procedure as every morning. Okay. Soviel vorweg: es endete beinahe im Chaos. Herr Flieger wollte also aus dem Bett klettern. Dazu wollte er von mir keine Hilfe, weil er das ja selber konnte. Zwar im Zeitlupentempo, aber immerhin. Mir ist es so vorgekommen, als wären es heute sehr viel mehr Schläuche als gestern gewesen und ich hatte damit zu tun, aufzupassen, daß er nicht aus Versehen einen rauszieht und wusste vor lauter Kabeln nicht, wo am Körper ich ihn anfassen sollte. Dann stand er, ziemlich wacklig und zittrig auf den Beinen und plötzlich schwindelte ihn scheinbar, er machte einen falschen Schritt und wäre beinahe zur Seite gekippt. Ich versuchte ihn unter den Armen zu halten und spürte unter seinem Nachthemd eine ganze Schlauchapparatur. Oh Gott, schoss es mir durch den Kopf, das ist der ZVK. Ich versuchte umzugreifen, schaffte es aber nicht, Herr Flieger drehte sich um, wickelte dabei die ganzen Schläuche um sich herum und plumpste schließlich auf den Toilettenstuhl. Durch den Plumps schoß mir durch den Kopf, Gottseidank habe ich die Bremse festgestellt. Mir wurde übel bei dem Gedanken, wenn ich vergessen hätte die Bremse des Stuhles festzustellen und er mit dem Stuhl weggerutscht wäre. Ich zog meine Hände unter den Schläuchen hervor, musste höllisch aufpassen, daß ich nicht am ZVK zerrte. Letztendlich saß er auf dem Stuhl, sämtliche dämlichen Schläuche zum Zerreissen gespannt. Man stelle sich vor: Einen ZVK an der Jugularis, also an der Halsvene. Zu diesem führen alleine schon drei Schläuche aus den Perfusoren. An der Brust das EKG mit drei Kabeln. Am Oberarm die Blutdruckmanschette. Am rechten Handgelenk einen arteriellen Zugang, am linken einen venösen Zugang mit Drei-Wege-Hahn. Am Bauch die riesige OP-Wunde, in der Blase den Katheter, in der Nase die Sauerstoffbrille und, fast vergessen, am Finger die Sauerstoffsättigung. Ich wusste mir nicht mehr zu helfen und holte Jochen. Jochen kam, sah, kratzte sich am Kopf und fragte, wie wir das geschafft haben. Er stöpselte ihn von den dreiundzwanzigtausend Infusionen ab, verschloss alle Zugänge, ich nahm das EKG ab, den Blutdruck und den Sättigungsmesser. Dass ich bzw. Jochen das vorher gemacht hätten, darauf bin ich nicht gekommen. Das sind die typischen Akut-Situationen, in denen du sogar vergisst, wie du heisst. Das weitere Waschen lief Gott sei Dank ohne größere Zwischenfälle ab und dann wollte Herr Flieger sich die Zähneputzen. Ich richtete ihm alles her, schüttete das Waschwasser aus und stellte die Schüssel beiseite. Dann stellte ich ihm sein Zahnputzzeug hin und sagte, schon wieder mit was anderem beschäftigt, spucken Sie einfach in die Schüssel. (Die Schüssel stand aber schon auf dem Sideboard!!) Herr Flieger putzte sich die Zähne und spuckte in die nicht vorhandene Schüssel auf dem Nachttisch, weil er nicht bemerkt hatte, daß ich die Schüssel weggestellt hatte. In dem Moment als er losspuckte sah ich die Schüssel wieder auf dem Sideboard stehen, ups, die ganze Bescherung auf dem Nachttisch! Wenn ihr euch jetzt wundern solltet, warum er nicht bemerkt hat, daß ich die Schüssel wegstellte, dann müsst ihr bedenken, daß Patienten die schwere OP's oder Krankheiten haben und lange liegen mussten, zudem wenn sie auch noch älter sind, einfach langsamer werden. Im Hören, im Schauen, im Mitbekommen. Also habt hier, wenn ihr dran seid, einfach nur Geduld. Bevor er zum zweiten Mal ausspucken ansetzte, stellte ich

die leere Waschschüssel schnell wieder hin. Jetzt versuchte er seine Zahnbürste in der leeren Schüssel auszuwaschen und ich hätte mich beinahe totgelacht. Ich musste mich so beherrschen, nicht laut loszulachen. Das sah einfach köstlich aus, wie er die Zahnbürste auswusch, ohne Wasser. Im übrigen muss ich erwähnen, daß Herr Flieger ein guter Freund eines gehobenen Arztes im Hause ist. Es lag ihm also sehr viel daran, daß Herr Flieger schnell wieder ganz gesund wurde und er erschien auch täglich um Anweisungen zu erteilen, auch wenn es ihn, fachlich gesehen, gar nichts anging. Dass das den Pflegern gar nicht passte, brauche ich wohl nicht zu erwähnen. Heute gab er die Anweisung Herrn Flieger Testosteron zu verabreichen, damit dieser schnell wieder zu Kräften komme, nach der langen Liegezeit. Er sagte zur Ärztin, er brauche nun Anabolika, damit er schnell wieder fit wird, „notfalls erhöhen wir die Dosis auf 500mg" (Zitat). Die jedoch meinte, dann wird es ihn wohl bald zerreissen. Ich hörte dann noch aus Gesprächsfetzen, wie er zu der Ärztin sagte, wenn dies einem topgesunden Athelten hilft...... den Rest hörte ich leider nicht mehr, da ich mich gerade wegbewegte. Das hätte jetzt interessant werden können, dachte ich mir, aber ich verzichtete darauf umzudrehen und genauer nachzufragen :-)
Ich hatte dann die Ehre, Herrn Flieger mit Testosteron-Gel (50mg) einzureiben! Ich weiss ja bereits selbst, daß mit Hormon-Gelen nicht zu spaßen ist und überlegte, dies abzulehnen. Aber Jochen sagte zu mir, ich solle Handschuhe anziehen, dann passiere nichts. Dies wollte ich nicht so einfach glauben, zumal ich ja aus der Hygieneeinweisung damals wusste, daß die Handschuhe nicht 100%-ig dicht sind. Also zog ich ein zweites Paar Handschuhe drüber und rieb ihn dann ein. Sicher ist schließlich sicher und ich hatte wahrlich keine Lust auf eine Portion Testosteron!
Ich durfte im Anschluß bei einer Bronchoskopie zuschauen, die bei Herrn Gemin am Bett gemacht wurde. Der pulmonologische Chefarzt und seine Helferin kamen mit der ganzen Apparatschaft und bauten auf. Ich stellte mich sofort dazu und fragte, was er da mache. Na, eine Broncho. Da er nur durch das Rohr schaute, ein Monitor war nämlich nicht dabei, sagte er seiner Helferin, sie solle das zweite Rohr herausholen, damit ich mitschauen konnte. Das fand ich super. Ich habe dann also in die menschliche Lunge hineingeschaut. Ich weiss nicht

warum, aber davon war ich überwältigt. Magen-, Duodenum-, Zwölffingerdarmspiegelung gut und schön, aber in die Lunge hineinschauen ist toll. Du siehst die Bifurkation, die Stelle wo sich die Lunge in die zwei Flügel teilt und die ganzen Aufzweigungen. Zwar kommt man nicht sehr weit, aber für den ersten Blick reichte es allemal. Wahrscheinlich war das für mich deshalb so spannend, weil ich die Lunge von innen in live noch nie gesehen hatte (und da ich ja rauche, war es vielleicht noch doppelt interessant?). Ich war begeistert und er hat mir auch erklärt, wo er jetzt gerade ist und was dieses und jenes ist. Ungefähr eine halbe Stunde nachdem sie wieder weg waren, rief er nochmals an, Jochen ging ans Telefon, und er meinte, wenn ich eine Bronchoskopie nochmal auf dem Monitor sehen wollte, dann sollte ich schnell kommen. Und ich bin schnell gekommen. Im Bronchoskopieraum lernte gerade oder übte oder wie immer man das nennen mag, ein Facharzt in Ausbildung die Bronchoskopie selbst zu machen. Der Chefarzt sass dahinter und dirigierte ihn. Und ich bekam gleich mit, wie schwierig das eigentlich sein muss, mit diesem Werkzeug in lebenden Gewebe herumzufuhrwerken. Der Patient hatte bereits eine Teilresektion eines Lungenlappens aufgrund eines Karzinomes und sie suchten nach Rezidiven, also nach neuen bösartigen Neubildungen. Sie fanden eine Plattenepithelmetaplasie, die ich auch ganz deutlich erkennen konnte. Von dieser versuchte der Assistenzarzt eine Gewebeprobe zu entnehmen, aber er schaffte es nicht, mit der Zange an die richtige Stelle zu gelangen. Der Chefarzt beendete dies dann erfolgreich. Diese Zange, mit der endoskopisch Gewebeproben entnommen werden, ist im Übrigen winzig, winzig klein und sieht doch auf dem Monitor so riesig aus. Gleich im Anschluß kam der Oberarzt der Gastro, ihr wisst, der mit dem zusammengekniffenen Gesicht, und machte am selben Patienten, im selben Raum eine Gastroskopie. Ich blieb gleich dabei. Und dabei stellte ich fest, dass dieser während der Gastroskopie ein ganz entspanntes Gesicht hatte. Wundert euch nicht, aber ich habe eine Gastro jetzt schon dreimal gesehen *gähn* und deshalb habe ich diesesmal weniger auf den Monitor als auf den Untersucher geachtet. Hoppla, dachte ich mir, wenn er sein Gesicht nicht immer so zusammenkneifen würde, dann wäre er gar nicht mal so hässlich. Leider hatte er mir auch dieses Mal nichts erklärt, dafür erzählte er während der Untersuchung dem Pulmo-Chefarzt, dass seine Frau sich mit einem Fussmassagesalon selbständig gemacht hätte.

Zurück auf der Intensiv erspähte ich die Hygienefachkraft, die ich gleich einmal auf meinen Ausschlag an den Handgelenken ansprach. Der Ausschlag ist schon fast ganz wieder weg und es war nur noch ganz wenig zu sehen. Sie meinte, es könne durchaus sein, dass ich auf einen der Inhaltsstoffe unverträglich reagiert hätte. In diesem Falle wäre es so gewesen, daß ich beim Hautarzt einen Allergietest hätte machen müssen. Wenn dann nachgewiesenerweise eine Unverträglichkeit oder Allergie bestanden hätte, dann wäre das Krankenhaus verpflichtet gewesen, nach einem anderen Desinfektionsmittel zu suchen und mir das zur Verfügung zu stellen. Dies sei der reguläre Weg nach der Unfallverhütungsvorschrift. Da es aber nicht schlimm war und ich nur noch vier Wochen dort bin, war sie meiner Meinung, daß sich das nicht rentierte. Es gäbe jedoch im OP noch andere Mittel, die ich ausprobieren sollte falls wieder ein Ausschlag auftreten würde und mich im schlimmsten Fall dann wieder bei ihr melden. Da ich aber derzeit nichts habe, verzichte ich natürlich darauf. Ich habe sie auch gleich nochmal wegen dem MRSA ausgefragt. Nach meiner Schilderung, mit der meiner Meinung nach ungenügenden Hygieneeinhaltungen seitens des Personales meinte sie, daß dieser Keim für gesunde Leute nicht so schlimm wäre und ja nur verhindert werden müsste, daß er sich im Krankenhaus ausbreitete. Dies überzeugte mich jedoch nicht (mehr) und ich beschloss weiterhin, es mit der Einhaltung der Hygienemaßnahmen doch lieber zu übertreiben.

Anschließend konnte ich mir gleich eine Extubation und dann eine Kardioversion anschauen. Die Extubation, also das Herausziehen des Beatmungsschlauches, sah gruselig aus, weil ich meinte, die arme Patientin würde gleich ersticken. Aber wenn der Fremdkörper aus der Lunge gezogen wird und mit den Innenwänden in Berührung kommt, dann lässt es sich halt mal nicht verhindern, daß es zu Verschluckungsanfällen kommt.

Eine andere Patientin bekam urplötzlich Kammerflattern und Herzrhythmusstörungen und so mussten sie den Defibrillator anwenden, um das Herz wieder zur Vernunft zu bringen. Der Name ist ja beinahe selbsterklärend wenn man des Lateinischen mächtig ist: Kardio (cor) kommt von Herz und version bedeutet umwenden, umdrehen. Also das

Herz wieder umdrehen, frei übersetzt. Danach durfte ich ein Pflegeanamnesegespräch mit einer neuen Patientin machen. Wow toll, dachte ich, genau mein Ding. Patienten ausfragen bis zum geht nicht mehr. Dies erwies sich als extrem schwierig, da sie aufgrund gastrointestinaler Blutungen heute Nacht, schon die ganze Batterie an dazugehörigen Untersuchungen, also Endoskopien, hinter sich hatte. Sie war also sehr schläfrig. Ich sollte sie dafür aufwecken und tat mein Bestes, die alte Dame aus dem wohlverdienten Schlaf zu reissen. Da sie immer wieder einschlief, lief ich zu Jochen und fragte was ich tun sollte. Ich müsse sie immer wieder aufwecken, sie brauche nicht schlafen, meinte er. Also tat ich, wie er sagte. Ich musste ich sie immer wieder wecken, fragen, brüchige Antworten kamen, wieder schlief sie ein, sogar unter dem Reden. Genau zu dieser Zeit, begann das Herz unseres armen Herrn Gemin wieder zu flimmern und die ganze Reanimationsgeschichte ging wieder von vorne los. Ich liess meine Patientin einstweilen weiterschlafen und hetzte in Hernn Gemin´s Zimmer, um ja nichts zu verpassen. Diesmal legten sie ihn für die Herzmassage gleich auf eine brettartige Unterlage, die extra für diese Zwecke vorgesehen war. Zu allem Unglück waren auch noch die Angehörigen, also seine Frau, sein 18-jähriger Sohn und dessen Halbschwester. Sie waren wegen dem gestrigen Vorfall eh schon am Boden zerstört, da das Ende nun absehbar nahte. Die Reanimation brachte insoweit noch etwas, als das die Angehörigen noch Abschied nehmen sollten, solange er noch lebte. Dies reichte schon, um mir wieder die Tränen in die Augen schießen zu lassen. Aber ich riss mich zusammen. Als die Situation soweit wieder stabil war, gingen die Frau und ihre Tochter für einen Moment hinaus und der Sohn blieb alleine beim Vater. Ich stand draussen und schielte von einem für den Sohn unsichtbaren Ort ins Zimmer hinein, um diese Situation zu beobachten. Jochen sah mich reinschielen und sagte, ich solle gleich mal Herrn Gemin´s Blutzucker messen. Jetzt hatte ich ein echtes Problem. Wie sollte ich nun am anständigsten und emphatischsten diese Abschiedssituation stören? Der Sohn lag mit seinem Kopf auf dem Arm des Vaters und es tat mir echt weh, diese Situation stören zu müssen. Ganz vorsichtig und leise sagte ich Entschuldigung und flüsterte, daß ich den Zucker messen musste. Da schaute der Sohn auf und ich sah, dass er weinte, das arme arme Kerlchen. Er stand sofort auf und räumte seinen Stuhl zur Seite, damit ich hinkonnte. Mir war sowas von unwohl, mich in solch eine bedauernswerte zwischenmenschliche Situation dazwischenschieben zu müssen, ich kann es euch nicht sagen. Als ich mich dann über Herrn Gemin´s Arm beugte, konnte ich mich einfach nicht mehr zurückhalten, machte schnell den Zucker fertig und stürzte auf die Toilette, wo ich mich erstmal ausheulte. Als ich mich kurz darauf wieder beruhigt hatte, bin ich wieder raus. Jochen sagte mir, daß sie jetzt bei Herrn Gemin die Medikamente eingestellt hätten, weil es einfach nichts mehr bringt. Das gleiche Flimmern könne jede Minute wiederkommen. Ich verstand das voll und ganz und war auch dafür, weil doch ständige Elektroschocks der Heilung eines so schwer geschädigten Herzens bestimmt nicht förderlich sind. Sollten sie ihn 10x am Tag reanimieren? Wie lange? Bis das Herz gar nicht mehr zu schlagen anfängt? Dann lieber so. Die Angehörigen blieben mit dem Vater alleine im Zimmer.

Ich stand belämmert auf dem Flur und unsere junge Ärztin schickte sich an bei der neuen Patientin einen arteriellen Zugang zu legen. Durch den Zwischenfall der Reanimation war von den anderen Pflegern Arbeit liegengeblieben und so hatte sie niemanden zum assistieren. Und da ich grade zufällig da war und mich sonst niemand brauchte, griff sie auf mich zurück :-) Ich, von Tuten und Blasen keine Ahnung und weil sie schon halb steril angezogen war und alles hergerichtet hatte, hat sie mir gesagt, was ich alles tun soll. Ich musste ihr den Kittel binden, aber bloss nicht vorne rankommen, weil da nichts unsteril werden dürfe. Dann sterile Kompressen holen, das Lokalanästhetikum öffnen, NaCl öffnen, Kanülen holen und arterielles Zugangsset holen, öffnen und hinschmeissen! Ja, hinschmeissen. Sobald das sterile Tuch mit den Werkzeugen ausgebreitet ist, darf man nicht mehr rankommen. Das heisst, du öffnest die Verpackung und lässt von ziemlich weit oben alles drauffallen. Ich beobachtete die Situation der jungen Ärztin und fand Übereinstimmungen zu meinem Fädenziehen gestern. Sie vergass auch allerhand. Beispielsweise das Lochtuch, so musste ich das erst holen und da ich es nicht gleich fand, wirkte sie genervt. Dann musste sie umständlich die Hülle der Kanüle abziehen, weil sie vergessen hatte, dies vorher zu machen und sterile Tupfer hatte sie auch vergessen. Aha, dachte ich mir, es geht also nicht nur mir so! Jaja, die Akutsituationen in denen du gefragt bist, die haben es wirklich in sich. Sie schaffte es dann aber nicht, den Zugang zu legen, es ging viel Blut der Patientin verloren und ein Oberarzt musste kommen und hat es fertiggemacht.

Übrigens habe ich im Zusammenhang mit dieser jungen Ärztin vormittags in der Pause etwas aufgeschnappt, das mir gar nicht gefallen hat. Sie hatte wohl vor Kardiologin zu werden. Als ich das Gespräch so richtig mitbekam, sagte sie, sie werde keine Kardiologin, zumindest nicht hier, und machte einen beleidigten Eindruck. Sie sei boykottiert worden, sie sei zu dumm und zu blöd und wenn man dies ein halbes Jahr zu hören bekäme dann glaubt man es irgendwann (Zitat). Oha, dachte ich mir. Wollen da Männer nichts mit Frauen in ihrem Beruf zu tun haben? Unfassbar! Ich ging nicht weiter darauf ein, denn ich will ja nicht Kardiologin oder Internistin oder Chirurgin werden :-)

Ich musste mich überhastet von meinen Kollegen verabschieden, denn sie sammelten sich gegen 14 Uhr in der Küche, weil doch die Dienstbesprechung wegen des Personalmangels bevorstand. Damit das Gejammer endlich ein Ende hat! Ich durfte deshalb um kurz vor 14 Uhr schon gehen und nach diesem heutigen erlebnisreichen Tag war mir das ganz recht. Draussen traf ich dann noch eine Mitpraktikantin, die auch am selben Tage wie ich angefangen hatte. Ich unterhielt mich kurz mit ihr und sie beklagte sich, daß es einfach eine Frechheit sei, für dieses Praktikum kein Geld zu bekommen, für das was sie alles arbeiten würde, von den Schichtzeiten ganz zu schweigen. Sie war ja im Gegensatz zu mir nur auf einer Station, nämlich einer Inneren. Ich war natürlich ihrer Meinung, wie ihr euch wohl denken könnt. Als ich ihr dann einen kurzen Einblick in mein erlebnisreiches Praktikum gab, stand sie mit großen Augen da und wollte es nicht glauben.

So endet der erste Teil meines dreimonatigen Pflegepraktikums! Am Montag geht es weiter, jetzt habe ich erst einmal fünf Tage frei. Ich freue mich schon darauf, wenn ich den Leuten im Krankenhaus später einmal diese Aufzeichnungen zu lesen gebe.

Ob sie sich wohl darin wiederfinden :-) ?

Interessante Tipps und Hinweise für das Praktikum im Krankenpflegedienst Teil I:

Wahl des Krankenhauses für das KPP:

Am besten wählt ihr ein offizielles Lehrkrankenhaus oder ein Uniklinikum, wenn euch das möglich ist. Der Grund ist folgender: Lehrkrankenhäuser beschäftigen auch die PJ'ler und bilden aus. Sie müssen auch gegenüber Praktikanten offener sein und Einblicke in medizinische Abläufe ermöglichen. Ich möchte aber nicht pauschal sagen, daß dies nicht an jedem Krankenhaus möglich ist, denn Ärzte sind sehr mitteilsam und freuen sich darüber, wenn sie jemandem ihre Arbeit demonstrieren können. Ich habe hier sehr gute Erfahrungen gemacht und kann nur jedem empfehlen, Interesse zu zeigen, wo es gerade geht.

Infektiöse Patienten mit ansteckenden Krankheiten, die die sogenannten nosokominalen Infektionen übertragen (z.b. MRSA, Salmonellen)

Meistens ist es erforderlich, Schutzkleidung zu tragen. D.h. Kittel, Handschuhe, Mundschutz, Haube und Überschuhe. Meistens trägt keiner der Pfleger, Schwestern und Ärzte eine Haube, geschweige denn Überschuhe, was der Eindämmung der Verbreitung nicht gerade förderlich ist. Die Erreger können auch mit dem Staub auf die Haare gelangen und von da, z.B. durch Kontakt, wenn es mal eng wird in den Gängen auf den nächsten Empfänger weitertransportiert werden. Hier lege ich Dir ans Herz es mit der Hygiene maßlos zu übertreiben. Traust du es dir zu, zu solch einem isolierten Patienten hineinzugehen, dann tu es, lies dir aber vorher die Hygienevorschriften durch. Die Hygienevorschriften liegen auf jeder Station in einem Ordner, mit genauen Hinweisen, wie in diesem Falle zu verfahren ist. Nähe doppelt und lass es dir zusätzlich auch noch von einer Schwester oder der Hygienefachkraft erklären. Am besten gehst du zur Hygienefachkraft, denn wie gesagt, selbst die Schwestern nehmen es nicht so genau. Wenn Du es nicht riskieren möchtest, dann darfst du dich weigern hineinzugehen, wie das bei mir der Fall war. Natürlich höflich und freundlich, lehnst du es ab, am besten mit der Stationsleitung oder deinem zugeteilten Pfleger/Schwester mit der Begründung, daß du nichts über diesen Keim weißt, dich nicht kompetent fühlst, damit angemessen umzugehen und in der Hygieneeinweisung nicht darauf eingegangen wurde. Du brauchst keinerlei Angst zu haben, daß du evt. als doof oder ängstlich abgestempelt werden könntest. Im Gegenteil, das zeugt von Professionaliät und Selbstwertgefühl und man wird dir mit demselben Respekt begegnen.

Putzen:
Du bist ein/e Praktikant/in im Pflegedienst. Das heisst, du bist anwesend um Praxis zu erhalten. In einem Krankenhaus gibt es halt mal viel zu „putzen". Wenn man es allerdings genau nimmt, dann besteht der Großteil aus der Desinfektion von Gegenständen. Ich habe das anfangs auch gemacht, es dann aber an Schülerinnen und Putzfrauen delegiert. Mir wollte am Anfang mal eine Schülerin auftragen, den Durchgangswagen zu putzen. Nachdem ich sie darüber aufgeklärt hatte, was ich hier mache und wozu, hat sie nie mehr was gesagt und war immer extrem freundlich zu mir. Macht diese Arbeiten, damit ihr einmal gesehen habt, wie das funktioniert, bildet euch euer Urteil und dann lasst es gut sein damit. Ihr seid am Praktikum um zu lernen, was die Schwestern machen und nicht um den Schülerinnen oder Putzfrauen den Arbeitsalltag angenehmer zu gestalten. Kümmere dich lieber um Patienten, rede mit ihnen, erkläre ihnen was du machst und werden willst und du hast sie auf deiner Seite. Ebenso die Schwestern, die dein Selbstbewußtsein und deine Professionalität sehr wohl zu schätzen wissen, auch wenn sie nichts sagen. Um die Schülerinnen brauchst du dich nicht zu kümmern, die sind gerne arrogant und meinen sie könnten einem Praktikanten Arbeit auftragen. Wenn du sie machst, bist du selbst schuld. Weise sie lieber darauf hin, daß du künftige/r Ärztin/Arzt bist und hier bist um etwas zu lernen und du wirst nie wieder damit Probleme haben.

Hygieneeinweisung und Tipps zu deinem eigenen Schutz
Die Hygieneeinweisung an der jeder teilnehmen muss, ist nicht gerade das gelbe vom Ei. Gerade wenn es um infektiöse Patienten geht, hört man darüber gar nichts. Es wird dir gezeigt, wie du dir die Hände richtig desinfizierst, mit welcher Technik. Das ist schon nett, wenn man bedenkt, dass das keiner richtig macht. Die Hygienefachkraft sagte uns

deutlich, daß die Desinfektion überhaupt nichts bringt, wenn man vor dem Wegtrocknen schon mit Verreiben aufhört. Im Krankenhaus aber tue das keiner weil es zeitlich nicht möglich ist. Ist das nicht zum Lachen? Es tut wirklich keiner, das habe ich immer wieder beobachtet, dann kann ich es doch gleich lassen, oder? Ich jedenfalls habe die 30 Sekunden gerieben, bis es wirklich weggetrocknet war. Ich empfehle Dir das auch. Wenn Du es machst, mach es richtig oder lass es gleich bleiben. Zu deiner eigenen Sicherheit ziehe, wann immer es möglich ist, Handschuhe an. Vor allen Dingen, wenn die Gefahr besteht, daß du mit Exkrementen, Blut oder Erbrochenen in Berührung kommen könntest.

Pflegepraktikum Teil II

Zweiwöchiger Einsatz auf der Palliativstation

Montag

Nach fünf freien Tagen war heute mein erster Tag auf der Palliativ-Station. Ich muss zugeben, ich hatte und habe Angst, vor dem was mich dort erwartet. Die Palliativ-Station ist eine Einrichtung für Menschen, deren (tödliche) Erkrankung weit fortgeschritten ist, das Ende absehbar ist und das Hauptanliegen dieser interdisziplinären Station ist, das Lebensende angenehm und möglichst schmerzfrei zu gestalten. Oft ist die Palliativstation als Sterbestation verrufen (darauf will ich später noch genauer eingehen). Als ich die Station heute mittag das erste Mal so richtig betrat, hat mich alles sofort an den Tod erinnert und mir war unwohl. Jedes Bild an der Wand, jede Statue, jedes Blumengesteck das ich sah ordnete ich sofort in meine eindeutige innere Schublade ein. Obwohl ich am liebsten damit nichts zu tun hätte, stelle ich mich dem, worüber keiner gerne spricht, bewußt. Wir hatten heute insgesamt sieben Patienten. Ich sage ausdrücklich heute, da die Situation morgen schon wieder ganz anders aussehen kann. Schwester Melanie hat mich heute mitgenommen. Wir hatten Übergabe und ich habe mir vorgenommen ganz gut aufzupassen und genau zuzuhören um gleich anfangs viel über die Patienten herauszufinden. Es dauerte aber nicht allzulange, da war ich von den medizinischen Fakten und pflegerischen Tun schon wieder erschlagen und konnte nicht mehr folgen. Gut dass es, im Gegensatz zu den anderen Stationen, sehr ausführliche Diagnosenlisten mit den gegenwärtigen Problemen der Patienten gab. So konnte ich mich einigermassen orientieren. Schwester Melanie, eine Ordensfrau, war eine ganz liebe und hat mir alles sehr gut erklärt. Auch mit allen anderen habe ich mich auf Anhieb sehr gut verstanden. Pfleger Christoph hat mir und einer Schülerin, die auch heute den ersten Tag auf Palliativ war, die Station gezeigt. Die Zimmer sind sehr wohnlich eingerichtet, mit Couch oder Sitzecke, die gleichzeitig eine Schlafmöglichkeit für die Angehörigen bieten. Es gibt einen schönen Aufenthaltsraum mit einem Aquarium, einer schönen Couchgarnitur, eine Minibibliothek (mit überwiegend Büchern über alles was mit Tod zu tun hat), eine schöne Küche, ein sehr gut ausgestattetes Badezimmer und einen „Raum der

Stille" mit Sesseln, in den sich Patienten und Personal zurückziehen können, wenn man Auszeit benötigt. Die Patienten, die ich heute näher kennenlernte waren schwerstkrank, obwohl sie auf den ersten Blick gar nicht mal so aussahen! Ein 60-jähriger Mann, Herr Scheller mit einem Glioblastom, einem extrem raumfordernden und somit verdrängenden Hirntumor, eine 86-jährige Frau, Frau Mendel mit multiplem Myelom und Demenz und ein 54-jähriger Mann Herr Kruza mit Pankreaskopfkarzinom und Lebermetastasen. Als ich zum ersten Mal in Herrn Scheller´s Zimmer war mit Melanie, schlief er unglaublich tief und fest, so daß ich fast schon dachte, er liegt im Koma. Ich vermute, Krebspatienten unter Opioid-Medikation schlafen anders. Tiefer, fester, weniger erholsam. Ich maße mir an das vergleichen zu können, denn ich habe vor längerer Zeit auch einmal aufgrund von starken Migräne-Schmerzen ein Schlafmittel verpasst bekommen. Dies hat sehr schnell gewirkt und mich in einen sehr tiefen Ohnmachtsschlaf versetzt aus dem ich 12 Stunden später, zwar nun schmerzfrei, jedoch wenig erholt wieder aufgewacht bin. Von daher muss der Schlaf unter Opioden einfach grausam sein oder vielleicht weniger der Schlaf, mehr das Wiedererwachen. Wir wollten Herrn Scheller eigentlich schlafpositionsmäßig umlagern, da aufgrund des Glioblastoms seine ganze rechte Seite gelähmt war. Wir haben ihn gelagert, aber er ist davon nicht wach geworden. Alles an ihm war ganz entspannt und locker. Als ich mit Melanie kurz vor 20 Uhr nochmals zu ihm rein bin, war er wach. Er hat mich angeschaut, ich habe Hallo gesagt und mich vorgestellt, da hat er mir sogar seine linke, schwache Hand gegeben. Er hat dann sogar gesprochen, aber es war vollkommen unverständlich. Man konnte, wenn man gut hinhörte, Worte wie Ja, Gut, Nein verstehen. Obwohl er sehr viel gesprochen hat, hat man fast nichts verstanden. Schade, denn mit ihm hätte ich mich gerne länger unterhalten. Er hatte die Erstdiagnose im Mai 2007 und wurde dann auch sofort operiert, Chemotherapie folgte. Das Rezidiv kam im Januar 2008 und seitdem ging es mit ihm bergab. Er wurde von epileptischen Anfällen heimgesucht, die aufgrund seiner Lähmungen nicht einmal bemerkt werden, da er ja nicht einmal krampfen konnte.
Herr Kruza hatte beinahe den ganzen Tag Besuch von seinen Kindern. Er hat zwei Töchter, 15 und 17 Jahre alt, nachmittags kam dann auch noch seine Frau. Es muss für die Kinder wahnsinnig schlimm sein, den

Vater so krank zu wissen und das auch noch voll mitzubekommen. Herr Kruza sieht auf den ersten Blick nicht schwerkrank aus, sieht man vom ständig laufenden Morphinperfusor ab. Beobachtet man ihn jedoch länger, bemerkt man seine zeitweise fallenden Augen, die darauf hindeuten, daß er für kurze Zeitspannen nicht ganz bei sich ist, die meiste Zeit jedoch noch schmerzfrei genießen kann. Ich dachte mir dann, gottseidank gibt es solche Medikamente, die in der Lage sind so schwerkranken Menschen die grausamen Schmerzen zu nehmen. Ich verbrachte dann weitere Zeit damit mich auf der Station umzuschauen und die sehr ausführlichen Diagnosen der Patienten zu studieren.

Um 15 Uhr ging ich an die Pforte und holte mir den zweiten Notarzt-Funk. Ich hatte ja letzte Woche mit der Anästhesistin Frau Dr. Frei von der Intensivstation ausgemacht, daß ich sie heute begleiten dürfte, wenn ein Einsatz stattfände. Ab 15 Uhr lief ich also mit dem Piepser rum und wartete darauf, daß er losgehen würde. Als um 17 Uhr noch kein Alarm gekommen war, vergewisserte ich mich nochmals ob er denn auch eingeschaltet sei und auch nicht kaputt wäre. Um kurz vor halb sieben endlich ein Alarm. Ich meldete mich sofort bei meiner Station, die ich übrigens vorher schon davon in Kenntnis gesetzt hatte, ab und rannte die Treppe runter. Dort traf ich Frau Dr. Frei und so liefen wir gemeinsam zum Notarzt-Wagen, ein Mercedes-Kombi. Dieser wartete mit dem Fahrer auf dem Vorplatz der Liegend-Aufnahme. Wir stiegen ins Auto ein und los gings. Der Chauffeur informierte Frau Dr. Frei darüber, dass sich ein Unfall ereignet hatte und ein Notarzt zur Analgesie gebraucht wurde. Das heisst, ein Arzt muss kommen und Schmerzmittel intravenös verabreichen, weil Sanitäter das nicht dürfen. Ich kannte bisher das Fahren eines Notarztwagens nur als aussenstehende Passantin, an der er mit tosendem Blaulicht und eine Staubwolke hinterlassend vorbeiraste. Diesesmal sass ich mitten drin :-) Wir mussten ca. 20 km zu einem Autounfall fahren. Diese Fahrt war wirklich abenteuerlich. Ich saß auf dem Rücksitz, mich mit beiden Händen am Haltegriff festhaltend und der Fahrer raste und sprengte mit dem Martinshorn die anderen Autos regelrecht von der Strasse. Wenn er irgendwo nicht gleich vorbeikam, fuhr er so dicht auf, dass ich Angst bekam und er blendete mit der Lichthupe auf, daß die anderen Autofahrer richtig auf die Seite gedrängt wurden. Es ging über rote Ampeln, war ja auch gerade Feierabendverkehr und über Kreuzungen an denen die anderen Autos regelrecht zur Seite hüpften. Ein junges Mädchen 19 Jahre alt, wurde auf einer Bundesstrasse von einem über die Fahrbahn laufenden Tier erschreckt, fuhr in den Graben und landete am Baum. Als wir an der Unfallstelle ankamen, war bereits der Rettungswagen vor Ort, die Polizei hatte die Stelle abgesperrt und auch die Eltern des Mädchens waren schon da sowie noch andere Zuschauer. Als wir ausgestiegen sind, sind natürlich gleich alle zur Seite gesprungen, um der Ärztin Platz zu machen. Und ich immer hinter ihr. Das war ein richtig tolles Gefühl und ich bin mir sowas von wichtig vorgekommen.

Das Mädchen lag bereits auf der Liege und Frau Dr. Frei lief sofort hin. Ich ihr nach. Die Sanitäter hatten schon Vorarbeit geleistet und sie untersuchte die Kleine sofort nach oberflächlichen Verletzungen. Sogar ich sah, ohne dass mir das jemand sagte, daß der linke Arm am Ellbogengelenk verdammt gebrochen aussah. Sie war sonst vollkommen heil, der Bodycheck war okay gewesen, die linke Hand etwas blutig. Sie wurde in den Rettungswagen verfrachtet und Frau Dr. Frei begann mit Blutdruck und O2-Sättigung messen und verabreichte ihr Schmerzmittel und Dormicum. Das Mädchen war auch voll ansprechbar und die ganze Zeit bei Bewusstsein. Als das Dormicum zu wirken begann lagerten sie den gebrochenen Arm in eine Luftpolstermanschette, so daß die Ruckeleien der Fahrt keinen Schaden anrichteten. Ich fuhr dann mit der Patientin und Frau Dr. Frei im Rettungswagen zum Krankenhaus zurück. Der ganze Einsatz dauerte knapp eine Stunde. Im Krankenhaus wurde sie dann dem diensthabenden Arzt zur weiteren Betreuung übergeben. Frau Dr. Frei erklärte mir dann noch den Ablauf der Untersuchung, worauf man achten musste und was zu tun wäre. Ich fand das sehr aufregend und interessant und könnte mir sogar vorstellen das berufsmäßig zu machen. Zwar nicht 10 Stunden täglich, aber stundenweise ein paarmal die Woche wäre überlegenswert. Mir gefiel sehr gut wie ruhig Frau Dr. Frei war und wie sie mit dem Mädchen sprach. Keine Hektik, kein Stress, sondern alles sehr geordnet, routiniert und professionell. Natürlich waren dies keine lebensbedrohlichen Verletzungen aber für den Anfang, für mich, reichte es. Ich blieb dann noch mit dabei bis auch Frau Dr. Frei den Notfallraum verliess, bedankte mich bei ihr und ging wieder auf meine Station. Nun habe ich auch diese Seite der Medizin live kennengelernt, darüber bin ich sehr froh. Vielen Dank Frau Dr. Frei!

Wieder auf Palliativ stellte ich fest, daß man nicht, wie auf den anderen Stationen, einfach so in die Zimmer der Patienten gehen kann. Ich hatte gerade nichts zu tun und wollte, gewohnheitsmäßig, Patienten besuchen. Ich sah, daß Herr Kruza mit seiner Familie im Aufenthaltsraum Mensch-ärgere-dich-nicht spielte. Frau Mendel schlief tief und fest und Herr Scheller hatte Besuch von seiner Frau. Also ging ich ins Schwesternzimmer und nahm mir medizinische Literatur vor: „Opiode in der Palliativmedizin", wofür ich mich aber nicht sehr begeistern konnte. Als ich so alleine im Schwesternzimmer saß dachte ich mir, daß dieser Komfort für die Patienten hier doch irgendwie zu spät kommt und dem eigentlichen Leben nicht mehr dienlich ist. Ich meine, natürlich finde ich die Einrichtung der Palliativ-Station wertvoll und für schwerkranke Menschen nur gerecht. Aber ich finde es ungerecht, daß überhaupt ein Mensch hierher kommen muss. Wenn auch, wie ich oben erwähnte, die Palliativ auch als Sterbestation bekannt ist, obwohl das seitens fachlicher Kreise dementiert wird, ist es meiner Ansicht nach eine Sterbestation. Es wird nichts dahingehend getan, die Patienten zu aktivieren, ihre inneren Reserven gegen die Krankheit zu mobilisieren, weil die Fachwelt denkt, dass es zu spät ist. Das mag in den meisten Fällen auch stimmen, jedoch hat es noch keiner versucht. Deswegen will ich ja Ärztin werden, aber nicht um zu reparieren sondern um vorzubeugen. Den Menschen dabei helfen gar nicht erst krank zu werden. Ich weiss, dass ist leichter gesagt als getan, denn wer denkt schon ans Kranksein oder an das verhindern von Krankheiten wenn er gesund ist? Ich bin der Meinung, daß jede rezidivträchtige Krankheit, sei es Krebs, Herzinfarkt, Schlaganfall, chronische Schmerzen etc. einen Auslöser hat. Genetische Veranlagung hin oder her, aber ich bin überzeugt davon, daß etwas einschneidendes passieren muss, damit eine Krankheit so richtig „losgetreten wird" und nicht mehr aufhaltbar ist. Meine Großmutter beispielsweise bekam im Alter von, ich glaube, 52 Jahren oder noch früher die Diagnose eines Gebärmutterhalskrebs. Sie wurde geheilt. Wie immer man auch dieses „geheilt" definieren mag, sie lebte im Anschluß noch 35 (!) Jahre lang, zwar mit ernährungsbedingten Einschränkungen (sie durfte kein Fleisch mehr essen), sehr gut. Dann wurde mein Opa krank und starb. Kurz darauf wurde meine Oma wieder schwerkrank und verstarb ein knappes Jahr später. Was ich damit sagen will ist, daß der Tod meines Opa ein wirklich einschneidender

Schicksalsschlag für meine Oma war, der ihr schlagartig den ganzen Lebensmut genommen hat. Deshalb hatte die 35 Jahre lang in Schach gehaltene Krankheit wieder zuschlagen können, weil die Psyche geschädigt war, das Immunsystem mit der Verarbeitung des Todes meines Großvaters beschäftigt war und meine Oma verletzbar wurde. Ausschlaggebend war, daß meine Oma 35 Jahre lang nach einer tödlichen Krankheit noch sehr gut und lebenslustig gelebt hat. Auf die 5-Jahres-Überlebensrate ist in diesem Falle gepfiffen. Denn das nenne ich krankreden. Ich jedenfalls würde so furchtbar gerne die Leben von einigen dieser Patienten aufs genaueste untersuchen und versuchen herauszufinden, ob sich eine Übereinstimmung in dieser Hinsicht finden liesse. Übrigens, ihr erinnert euch an Frau Grabenauer von der Intensivstation. Die ältere Dame mit der Uterusperforation, der der Chefarzt die tödliche Nachricht gebracht hat. Einen Tag danach ist sie auf der Palliativstation verstorben.

Heute habe ich von der Pflegedienstleitung erfahren, daß ich die letzten zwei Wochen meines Praktikums auf der Entbindungsstation verbringen darf. Eine Woche davon im Neugeborenenzimmer, ist das nicht niedlich?

Dienstag

Liebe Leser, an Tagen wie heute würde ich das Thema Medizinstudium am liebsten an den Nagel hängen. Nicht dass mich die Thematik nicht mehr interessiert, es ist eher der Umstand, daß ich durch dieses PFLEGEPraktikum hindurch muss. Wieder muss ich den Pflegern und Schwestern meine vollste Bewunderung aussprechen für die grausame Arbeit, die sie tagtäglich im Dienste des Menschen leisten. Ich habe heute um 7 Uhr früh angefangen. Unsere Frau Mendel schien seit der Nacht unter furchtbaren Schmerzen zu leiden und schrie ununterbrochen „Au, Au, Auauauau" Ich war gerade ganz alleine, alle anderen waren irgendwo in den Zimmern und ich traute mich einfach nicht in ihr Zimmer hineinzugehen. Das Geschrei hörte sich unheimlich an. Als Christoph aus einem Zimmer kam, lief ich zu ihm und sagte ihm, daß Frau Mendel die ganze Zeit schreie. Er winkte aber nur ab und sagte, das mache sie schon die halbe Nacht. Man wusste bzw. weiss bei ihr nicht ob es wirkliche Schmerzen sind oder ob sie nur Demenzanfälle hat. Später schaute dann der Arzt nach ihr und das Morphin wurde höher gestellt. Das Gejammer wurde weniger, die Schmerzen auch und es kehrte langsam wieder Ruhe ein. Ich bin dann später mit Frau Mendel im Rehastuhl einige Male die Station auf und ab gefahren, habe ihr den Aufenthaltsraum gezeigt und das Aquarium, alle Bilder und Statuen. Gott, das hat mich wahnsinnig genervt, als ich mit ihr vor dem Aquarium gestanden bin und ihr idiotische Storys über diese dämlichen Fische erzählt haben („Schauen Sie mal, Frau Mendel sehen Sie den schwarz gestreiften Fisch da? Ist der nicht toll?"). Wie einem kleinen Kind: „schau mal die niedlichen Fischchen". Sie konnte sich etwas dafür begeistern, ich dagegen war frustriert. Es sind diese Situationen, in denen du so eine emotionale Nähe zum schwerstkranken alten Menschen hast, dass du bzw. ich am liebsten davonlaufen würde. Die Sprünge zwischen Klarheit und Demenz sind phänomenal abartig. In einem Augenblick führt man ein ganz normales Gespräch mit ihr, im nächsten faselt sie plötzlich von ihrer 2-jährigen Tochter, die sie unbedingt abholen muss und ich solle sie hier jetzt sofort rauslassen.

Einen kuriosen Zwischenfall hatten wir heute auch wieder. Eine alte Dame, die ins Pflegeheim hätte sollen und sich verzweifelt dagegen wehrt, stand morgens auf dem Balkon, vollständig angezogen, in der einen Hand die Tasche, in der anderen den Stock und rief ganz laut um Hilfe und nach der Polizei. Sie werde hier festgehalten und alles mögliche mit ihr angestellt. Nachdem das auf der Station bekannt wurde, stürzten alle, inclusive Arzt in ihr Zimmer und auf den Balkon und wollten sie ins Zimmer zurückholen. Dann fing sie an um sich zu schlagen und als der Arzt sich ihr mit der Beruhigungsspritze näherte schlug sie mit ihrem Stock auf ihn ein und um sich. Wir versuchten sie zu beruhigen, aber sie besand darauf, das dass alles hier ein Komplott und eine Verschwörung wäre. Wir würden ihr Tabletten verarbreichen, daß sie ballaballa würde. Dann sah sie mich und mich kannte sie ja noch nicht. Sie kam auf mich zu, nahm mich bei der Hand und sagte, kommen Sie, Sie helfen mir jetzt hier raus. Ich sagte, nein, das kann ich nicht, wir wollten ihr doch nur helfen und dann schrie sie mich an, ich würde also auch dazugehören und wo sie hier nur hingeraten wäre. Als sie sich halbwegs wieder beruhigt hatte, nahm sich eine Dame vom Hospizverein ihrer an und verwickelte sie in ein Gespräch. Einstweilen wurde vom Krankenhaus ihre Tochter informiert. Diese kam auch eine halbe Stunde später und wurde vom Arzt ins Schwesternzimmer hineingebeten, wo er sie davon in Kenntnis setzte. Da war ich noch dabei. Die Tochter hatte nun auch etwas Bammel vor der Mutter, wegen diesen scheinbar psychotischen Anfällen. Dann klärte der Arzt sie darüber auf, entweder würde sich ihre Mutter behandeln lassen oder er würde sie in die Psychiatrie verlegen. Dann machte er sich mit der Tochter auf in Richtung Zimmer der Mutter. Ich natürlich gleich hinterher und deutete ihm fragend, ob ich denn dabeisein dürfte, er winkte jedoch grantig ab und warf mir die Tür vor der Nase zu. Christoph kam dann gleich und meinte, daß wäre besser so, wenn die alte Dame eh schon Verschwörungen gegen sie vermutete. Ich war halb enttäuscht, halb verständig und nahm es halt zähneknirschend hin, daß ich da nicht mitdurfte. Übrigens ist auf der Palliativstation nicht viel Ärzteeinsatz geboten. Es findet keine Visite statt, es ist nur der Oberarzt anwesend, der zu den Patienten schaut, ansonsten ist pure Pflege angesagt (wenn ich das vorher gewusst hätte....) Ich ging ja davon aus, da ja die Palliativ eine interdisziplinäre Station ist, dass ich viel medizinisches zu sehen kriege, aber dem ist ganz und gar nicht so. Auch vermisse ich auf dieser Station positive Seiten, seien es bunte oder fröhliche Bilder an den Wänden, positive Bücher oder Sinnsprüche.

Ich konnte heute zuschauen, wie bei einer Patientin eine Chemotherapie durchgeführt wurde. Diese Substanzen heissen auch Zytostatika (griechisch: cyto = Zelle, statik = anhalten). Das heisst, sie hemmen das Zellwachstum bzw. die –teilung und werden demnach wo wohl eingesetzt? Bei Krebs. Dummerweise lief die Chemo para, d.h. es tropften einige Milliliter aus dem venösen Zugang heraus auf die Haut der Patientin. Die Aufregung war gross, da diese Substanzen sehr aggressiv sein können. Es gibt dafür einen Katalog, in dem jedes einzelne Medikament aufgelistet ist, welche Schäden es anrichtet und wie im Ernstfall zu verfahren ist, wenn es para läuft. Ich habe diesen Katalog natürlich gleich ausführlich studiert. Bei vielen Substanzen stand drauf „gewebsnekrotisierend", d.h. Gewebe (in dem Falle Haut und das Gewebe, das sich darunter befindet) stirbt ab, wenn es damit in Berührung kommt. Als ich das so durchdachte, schockierte es mich, wenn ich dran dachte, was das wohl in der Blutbahn und dann im Gewebe anrichten muss. Natürlich tötet es hauptsächlich Tumorzellen ab, aber die Nebenwirkungen müssen heftigst sein. Unter meinen Heilpraktikerkollegen, aber auch unter Normalbürgern sind

Chemotherapien sehr umstritten, da der Schaden mit dem Nutzen nicht aufzuwiegen sein soll.

Auf der Palliativ zu arbeiten ist für mich sehr schlimm. Da ich eine ziemliche Optimistin bin und immer gerne nur das Positive sehe, bringt mich das ganz schön ins Schleudern. Aber dennoch möchte ich nicht wegschauen, sondern hinschauen. Ich muss dafür das rein medizinische Interesse in den Vordergrund stellen, alle emotionalen Schotten einfach dichtmachen, dann müsste ich das hinkriegen. Das werde ich gleich morgen einmal durchziehen. Sollte ich gerade etwas konfus schreiben, so seht mir das nach. Ich hoffe, ihr könnt damit verstehen, wie ich auf meinen Gefühlsebenen schwanke. Für heute möchte ich daran nicht mehr denken müssen.

Mittwoch
Den Tag heute habe ich bis auf einen kleinen emotionalen Zwischenfall sehr professionell verbracht. Es gab im pflegerischen Bereich zu Lachen und zu Heulen. Ich habe im Stationszimmer einen Katalog mit medizinischer Berufskleidung gefunden. Um es kurz zu machen: meinen Traum-Arztkittel habe ich nun gefunden :-).

Der Tag verlief erst recht angenehm. Ich war mit Schwester Andrea zusammen. Mittlerweile, nach beinahe fünf Wochen, kann ich das meiste schon selbst und nehme morgens meine Patienten selbst in die Hand. Ich brauche keine Anleitung mehr, höchstens Hilfe wenn es offensichtlich zu unübersichtlich wird. Ich mache das immer so: Wenn der Patient nur wenig Hilfe benötigt, vieles selbst kann und man überwiegend nur anwesend ist, weil er Aufsicht bedarf, dann mache ich das selbst. Wenn ich aber sehe, daß die Inkontinenz-Hose voll ist oder Intimbereich gewaschen werden muss, dann – ähm – drücke ich mich lieber davor. Ich hole dann eine Schwester oder einen Pfleger. Meistens muss ich dazu auch gar nichts erklären und sie fragen auch nicht. Für den Fall des Falles jedoch würde ich folgende Begründung angeben: Ich bin dafür nicht ausgebildet und ich traue es mir nicht zu den Patienten richtig sauberzubekommen. Es ist also nicht nur purer Egoismus (auch wenn es sich so anhören mag) sondern auch Verantwortungsgefühl mit dabei, denn durch das Umherdrehen im Bett kann wirklich ein falscher Griff von mir etwas anrichten. Gerade Krebspatienten, die beispielsweise Knochenmetastasen haben und daher auch schlimme

Schmerzen, wüsste ich nicht wo und wie ich sie anfassen sollte. Somit verbinde ich das Nützliche für mich mit Verantwortungsbewusstsein. Aber wenn ihr es wirklich nicht könnt, weil ihr Ekel oder andere Probleme damit habt, dann sagt das ruhig offen und ehrlich. Wir wollen schließlich Ärzte werden und keine Pfleger.

Wir haben eine Patientin, 87 Jahre alt, mit einem malignen Lymphom und unzähligen Begleit- und Nebenerkrankungen, die teilweise auch altersbedingt sind. Sie leidet aktuell auch noch unter einem Darmverschluß. Dieser Darmverschluß hat es in sich. Ab dem Ileus wird nichts mehr weiter in Richtung Rektum transportiert. Das heisst, Gallenflüssigkeit, Pankreassekrete oder Magensaft werden nicht mehr nach unten transportiert sondern laufen zurück. Zurück heisst hier konkret, sie erbricht Darminhalt und die ganzen Verdauungssekrete. Mir ist dies ja im Lehrbuch schon öfter über den Weg gelaufen, das sogenannte Stuhlerbrechen. Bei ihr läuft das so, dass sie über die Magensonde (durch die Nase) nicht ernährt wird, sondern der Darminhalt ausgepumpt wird. Dies ganze Zeug läuft dunkelgrünlich-schwarz-grau in einen Beutel. Stellt euch mal vor, welche destruktiven Auswirkungen diese Sekrete auf die Magenwand haben müssen. Die ist bestimmt schon ganz zerfressen. Die Dame hat starke Schmerzen, was auch verständlich ist, ist sehr schwach und hat aufgrund anderer Vorkommnisse viel Blut verloren. Nun kommt das makabre Beste: Der Ehemann ist Zeuge Jehovas und somit sind Bluttransfusionen aufgrund des Glaubens verboten. Gut und schön, jeder soll seine Überzeugung haben dürfen. Im Zimmer liegen stapelweise „Der Wachtturm" Hefte, Bibel, Bibelauszüge und andere einschlägige Schriften. Der Ehemann verbringt die meiste Zeit bei seiner Frau im Krankenhaus. Mir ist derzeit noch nicht klar, ob er aus blinder Liebe dauernd bei ihr ist oder ob er aufpasst, dass keine Behandlungen stattfinden, die Jehova verbietet. Ich kannte den Mann bisher nur vom kurzen Sehen aber heute hat er, stellt euch vor, versucht mich zu bekehren, als ich kurz bei der Frau im Zimmer war und den Wäscheschrank aufgefüllt habe. Ich habe ihn nur gefragt, wie es ihm geht und schon ging es los. Ob ich an Gott glaube und Jehova ist ja so groß und gütig und so weiter und so fort. Ich konnte mir kaum das Prusten verkneifen (ich glaube nicht an Gott, geschweige denn an Jehova, sondern nur an mich), habe mich aber zusammengerissen. Ich hätte mich sehr gerne auf ein Gespräch mit ihm eingelassen und wäre zum Schein auf seine Überzeugungen eingegangen und einmal ausgetestet, inwieweit er es geschafft hätte mich zu beeinflussen. Leider schrieen die Arbeit bzw. Schwester Andrea wieder nach mir und ich musste weiter. Aber solange ich noch auf der Palliativ bin und die beiden auch da sind, werde ich das nochmal probieren. Herr Scheller mit dem Gehirntumor hat mich heute an den Rand der emotionalen Verzweiflung gebracht. Er ist durch die Krankheit bereits schwer gezeichnet und ich habe heute mit seiner Frau gesprochen, die vormittags zu Besuch war. Sie ist am Rande ihrer Kräfte und beichtete mir, daß sie bereits die Kortisontabletten ihres Mannes schlucke, weil sie es sonst nicht mehr schaffe. Sie sah jedoch noch relativ gut aus, aber die Verzweiflung steht in ihren Augen. Herr Scheller hat drei Söhne und insgesamt sechs Enkelkinder im Alter zwischen 3 und 6 Jahren. Ich kann in solchen Situationen sehr gut meine Empathie trainieren. Es ist etwas anderes, ob du einem Gesunden gegenüber empathisch bist oder einem Schwerkranken bzw. seinen nächsten Angehörigen. Heute früh hatte ich Herrn Scheller in den Aufenthaltsraum mit dem Reha-Stuhl gefahren, um dort mit ihm zu frühstücken, das heisst ihm das Frühstück einzugeben. Ich habe ihm alles mögliche erzählt, vom Wetter, von der Olympiade, von Usain Bolt und den 100 Metern, von den Amerikanern mit ihrem Goldabräumer Phelps, vom Fußball, von den neuesten Nachrichten aus der Zeitung. Und ich hatte den Eindruck, daß dies bei ihm angekommen ist. Ich kann es mir auch einbilden, aber ich glaube eher nicht. Am selben Tisch sass eine Dame vom Hospizverein mit einer anderen Patientin, die auch nicht sprechen konnte und hat ihr mit Leichenbittermine und Trauerstimme von dem schlechten Wetter erzählt. Ich dachte ich höre nicht richtig und habe etwas lauter geprochen um dieses negative, demotivierende Gelaber zu übertönen. Dann habe ich versucht Herrn Scheller zu motivieren und ihm gesagt, er solle versuchen den Arm zu heben, Sie müssen der Krankheit trotzen und dann sagte die Dame vom Hospizverein schräg und spitz zu mir herüber, jaja, wenn das so einfach wäre. Ich habe dann darauf erwidert, daß ich bis zum letzten versuchen würde die Patienten aufzubauen und nicht sie aufs Sterben vorzubereiten, sie sollte das ebenfalls tun. Inwieweit ich damit den Ablauf der Hospizarbeit durcheinandergebracht habe, weiss ich nicht, es ist mir auch egal. Stellt euch doch mal folgendes vor: Ihr steht mittem im Leben, habt noch vieles vor und plötzlich bekommt ihr eine tödliche Diagnose. Was tut ihr? Glaubt ihr den Leuten vom Hospizverein und lasst euch Trauergeschichten vorlesen oder würdet ihr versuchen, gegen die Krankheit anzukämpfen, jeden Strohhalm zu greifen? Natürlich kommt es auf die Situation an und es kann sein, daß ich in dieser Beziehung zu naiv denke, aber trotzdem, versuchen kann ich es ja. Mehr als Sterben können die Leute schließlich nicht. Verzeiht mir meinen Zynismus, aber es ist doch wahr. Ich erinnere nur an Herrn Wirtzer von der Intensivstation (mit dem offenen Bauch). Nachdem ich ihn und die Pfleger zwei Tage lang „zugetextet" hatte, wie Pfleger Alex das so schön beschrieb, sass er plötzlich wieder auf dem Stuhl. Nach 66 Tagen Liegen und Beatmen. Es wurde dann von den Schwestern beschlossen, Herrn Scheller in ein anderes Zimmer, näher am Stationszimmer, zu legen. Ich hatte die ehrenvolle Aufgabe seine Kleider und sein Waschzeug umzuräumen. Als ich seine Hemden in seinen Koffer räumte und den süßen kleinen Stoffhund, den seine Frau gebracht hatte, haben meine Emotionen wieder verrückt gespielt. In dem Moment hat er mir so sehr leid getan, weil er so hilflos ist. Versucht zu verstehen, wenn du mit solch einem Patienten so lange beschäftigt bist, so viel Zeit hast ihn anzuschauen und dir Gedanken darüber machen kannst, dann geht das nicht spurlos an dir vorüber. Ich weiss, es entspricht bestimmt nicht dem Verhalten einer Ärztin in spe, aber mir ist lieber ich spüre dabei, dass ich noch ein Mensch bin. Aber ich gelobe hier und jetzt, daß mir das nicht mehr passieren wird. Der Rest des Tages verlief dann einigermassen ruhig, mich ärgert nur, daß ich soviele medizinische Fragen gehabt hätte und immer noch habe, aber aus dem Oberarzt der auf der Station vor Ort ist, ist nicht viel herauszukriegen: „Schauen Sie doch mal im Internet" oder „da ist ein gutes Buch dazu".... oder seine Antworten sind viel zu kurz und decken meinen Wissensbedarf nicht im geringsten. Um kurz nach 15 Uhr (Dienst wäre bis 15.15 Uhr gewesen) bin ich dann in den Feierabend gegangen.

Donnerstag

Eigentlich hätte ich heute Spätschicht gehabt, bin aber auf Bitte der Stationsleiterin in die Frühschicht gewechselt, die von 7.00 – 15.15 Uhr geht, anstatt wie üblich von 6.00 – 14.15 Uhr. Ich kann und kann mich einfach mit der Stellung der kostenlosen Pflegepraktikantin nicht anfreunden. Liebe Frau Schmidt, das schreit gehörig nach Rache für dieses unfähige Gesetz! Ich war heute auf der Privatstation eingesetzt. Palliativ- und Privatstation sowie vier Zimmer der Onkologie liegen unmittelbar nebeneinander und teilen sich ein Schwesternzimmer mit der gesamten Ausstattung. Da es nur 10 Palliativzimmer gibt und 10 Privatzimmer hat man einfach eine Station geteilt, deshalb sind sie eng zusammen. Diese beiden Stationen teilen sich die Praktikanten, daher durfte ich der Schwester auf Privat helfen. Mir war das im Prinzip ganz recht, da ich auf diese Weise einen Tag Abstand von Tod und Teufel hatte. Von meiner Schwester Jennifer war ich morgens nicht sehr begeistert, weil sie eine recht grantige Mine draufhatte und mir irgendwie schnippisch vorkam, obwohl ich zu diesem Zeitpunkt noch gar keinen Kontakt zu ihr gehabt hatte. Diese Feststellung kam also vom rein äußerlichen Erscheinungsbild. Eine andere Schwester, Selina, die auf Palliativ war und die ich gestern schon kurz kennenlernte ist, gelinde gesagt, recht robust und resolut. Sie hat eine immense Lautstärke an sich, ist in ihrer Ausdrucksweise nicht sehr wählerisch egal ob Arzt, Schwester oder Praktikantin vor ihr steht. Ich dachte mir schon in aller Herrgottsfrühe, Gott, lass den Tag schnell vergehen. Selina redet ununterbrochen viel und laut und es ist schwierig sie zu unterbrechen, wenn man etwas will. Da musste ich erst einmal fünf Minuten warten, bis ich sie ansprechen konnte. Sie kommandierte rum, schaffte an, arbeitete aber auch selbst. Oh Wunder. Das alles will aber nicht heissen, daß sie nicht kompetent wäre und dennoch auch nett gewesen wäre. Sie ist halt geradeheraus. Jennifer ist ungefähr genauso, jedoch leiser. Hat da im Laufe der Zeit was abgefärbt? Das interne Verhalten der Schwestern kam mir so ganz unvereinbar vor mit dem Tatbestand der Palliativstation und ich dachte mir, wieder eine Schutzmaßnahme um zu diesem Leid Abstand zu halten? Auf der Privatstation waren unterschiedliche Krankheitsbilder, keine palliativen. Von unklaren Bauchschmerzen bis Krebs war alles vertreten. Da Privatpatienten aufgrund ihrer Versicherungsleistungen, je nach gebuchtem Tarif, persönlicher „bedient" werden, wurde ich heute das Gefühl nicht los, dass ich eine Bedienung in blau/weiss bin. Ich musste heute Essen austeilen und zwar Frühstück und Mittagessen *graus*. Aber die Tatsache, daß ich das ganz alleine machen konnte, wiegte alles wieder auf. Keiner pfuschte oder redete mir drein, wie man die Essenskarten hinlegen oder wie man die

Tabletts nehmen soll, wie das auf der Inneren der Fall war. Von daher konnte ich das ganz alleine managen, denn Jennifer war mit etwas anderem beschäftigt. Jennifer entpuppte sich jedoch sehr bald als eine ganz kompetente, die mir sehr viel erklärte und zwar ohne dass ich fragen musste. Bevor wir zu einem Patienten ins Zimmer gingen, sagte sie mir was der hat und schilderte mir auch gleich meine so geliebten Pathomechanismen. Ich fand das super. Die Herren Oberärzte, denen man alles aus der Nase ziehen muss, können sich ein Beispiel daran nehmen. So war ich richtig gut informiert und konnte mir in etwa denken, was mich in diesem Zimmer erwartete. Ich begann Jennifer sehr gerne zu mögen. Sie fragte mich, wie weit im Studium ich schon bin, ich sagte ich fange demänchst erst an. Darauf meinte sie, es wäre gut, das Pflegepraktikum so spät wie möglich zu machen, da viele Studenten sonst sehr schnell vergessen, was Schwestern alles leisten müssen. Liebe Jennifer, davon kann ich ebenfalls ein Lied mitsingen und ICH werde bestimmt nicht vergessen, was ihr Schwestern leistet. Die Station war wie üblich personell unterbesetzt und als aus Eigeninitiative tatkräftige Praktikantin werde ich voll eingesetzt. Das ist schon der Gipfel. Kürzlich hat mir eine andere Praktikantin erzählt, daß bei einem Patienten auf ihrer Station, es handelt sich allerdings um ein ganz anderes Krankenhaus, aufgrund ihrer Blutdruckmessung sofort ein Medikament gespritzt wurde. Ich verstand erst nicht ganz, da ich bei ihr unbewusst vom gleichen Wissens- und Könnensstand ausging wie bei mir. Aber sie selbst zweifelte daran, ob sie richtig gemessen hatte, sonst aber keiner! Standpunkt ist folgender: Eine Praktikantin misst den Blutdruck eines Patienten. Man muss davon ausgehen, daß sie keinerlei rechtliche Grundlage auf die ermittelten Werte hat. Und aufgrund dessen wird ein Medikament gespritzt. Kann man davon ausgehen, dass eine Praktikantin beim Blutdruckmessen Fehler macht, noch dazu wenn sie mit der Handgelenksmanschette misst? Natürlich. Wenn nur der Sensor der Manschette nicht zu 100% am richtigen Punkt am Handgelenk liegt kommt ein falscher Wert heraus, Blutdruck sowie Puls. Ich habe bisher schon zig Schwestern beobachtet, die dieses Gerät hinter der Armbanduhr oder mit dem Sensor zu weit aussen platzierten und diesen falschen Wert in die Kurve einschrieben und danach dann gehandelt wurde! Liebe Leser, das kommt nicht zustande, weil sie es nicht können, sondern weil sie aufgrund des Pflegenotstandes keine Zeit haben, genau zu arbeiten. Wenn eine Schwester 5 Palliativpatienten hat oder eine andere Schwester auf der Inneren 20 Patienten alleine zu versorgen hat, dann ist diese Pflege und Behandlung sehr gefährlich und ich möchte da nicht Patient sein. Ich möchte mich nicht darauf verlassen, was sie zwischen Tür und Angel und mit dem Kopf schon wieder beim nächsten Patienten misst und kurz drauf der Doktor mit der Spritze vor mir steht und mir irgendetwas verabreicht. Liebe Leser: Ich gebe euch hier und jetzt einen guten Tipp und zwar als unmittelbare Zeugin der Misere: Versucht auf Biegen und Brechen nicht krank zu werden und verhindert es ins Krankenhaus zu müsen!

Unsere Frau Mendel hat heute morgen geläutet. Ich bin hin zu ihr und sie lag mit schmerzverzerrtem Gesicht im Bett. Die Hospizdame war bei ihr (Da würde ich allerdings auch mit schmerzverzerrtem Gesicht im Bett liegen). Nichts gegen diese Frau als Person, aber die Hospizlaberei finde ich zum Weglaufen. Frau Mendel ist zeitweise dement und gewisse Äußerungen von ihr werden als dement eingestuft. Sie sagte mir, sie hätte Schmerzen im rechten Bein und im linken Lungenflügel und sie glaube das kommt vom Herzen. Ich sofort ins Schwesternzimmer gestürzt, niemand da. Ich eine Schwester gesucht, in einem Patientenzimmer gefunden und ihr davon berichtet. Sie gesagt, sie kümmere sich gleich. Eine Stunde später war noch niemand bei Frau Mendel gewesen und sie hatte immer noch starke Schmerzen. Ich ärgerlich geworden, konnte aber nichts tun, denn ich wusste ja warum. Es hätte auch ein Herzinfarkt sein können oder eine Lungenembolie oder weiss der Kuckuck was. Und in einer Stunde kann sehr viel passieren. Gottseidank war es nichts dergleichen. Dennoch machen mir diese Zustände Angst und Bange. Es ist nicht nur für die Patienten schlimm, sondern auch für die Pfleger und Schwestern, die sich nicht zerreissen können. Es ist zum Heulen und unverschämt. Die Krankenkassen schrauben beinahe schon vierteljährlich ihre Beiträge in die Höhe und gleichzeitig wird der Patient immer schlechter versorgt. Ich will nicht extra erwähnen müssen, dass in diesem System irgendetwas nicht stimmt. Demotivierte Ärzte, die nicht mehr heilen dürfen, sondern oftmals nur noch als Überbringer tödlicher Nachrichten fungieren, Schwestern, die nicht mehr pflegen dürfen und nur noch zwischen Patienten hin- und herhetzen, gleichzeitig einen stacheligen Panzer um sich aufbauen müssen, um das Leid etwas abwehren zu können. Ich kann euch gar nicht sagen, wie ich mich immer freue, wenn ich über 80-jährige Menschen sehe, die fit wie ein Turnschuh sind.

Heute morgen war ich bei einem 87-jährigen Patienten, den Jennifer und ich zusammen gewaschen haben und dem ich dann Frühstück eingegeben hatte. Herr Aachal kam wegen einer Lungenentzündung aus dem Heim. Die Lungenentzündung ist dadurch entstanden, weil er nicht mehr richtig schlucken kann und jedesmal wenn er isst oder trinkt, davon etwas in die Lunge gelangt. Die Speisestücke vergammeln im Lungengewebe und es entsteht eine bakterielle Pneumonie. Herr Achal ist neben der Lungenentzündung nicht krank, er ist nur furchtbar steif. Ich habe ihm also Essen eingegeben. Es gab Griessbrei und Apfelkompott. Mit etwas Training hätte er selbst Essen können, denn die Steifheit kam rein nur vom dauernden Liegen und hatte keine pathologischen Ursachen. Wenn man ihm das Kopfteil des Bettes hochstellte, fing er an zu jammern und man meinte, er bricht in der Mitte ab. Er hat beide Fersen nekrotisch, also schwarz (abgestorben), was auch vom vielen (und falschen) Liegen resultierte. Er sprach anfangs ganz unverständlich, dann immer deutlicher, bis ich ihn sogar verstehen konnte. Er meinte dann zu mir, dass ich gut füttern könne. Hoppla! Ich und gut füttern können? Naja, dachte ich mir, ich habe auch die Zeit dazu. Ich habe auf einer anderen Station damals eine Schwester beobachtet, wie sie eine bettlägrige Dame gefüttert hatte. Schnell, schnell das Essen reinstopfen und von allem nur die Hälfte, weil schon wieder drei andere Patienten läuteten. Eine geschlagene halbe Stunde habe ich damit verbracht, Herrn Achal zu füttern. Er hat alles verputzt, was auf dem Tablett war. Und mittags das gleiche wieder.

Medizinisch gesehen war heute ein verlorener Tag für mich. Ausser der Visite des Chefarztes war nichts los ausser Pflege, was heisst Patienten auf die Toilette zu begleiten, ihnen die Schüssel zu bringen und wieder zu entsorgen, ihnen beim Erbrechen zu helfen oder Essen einzugeben.

Der ärztliche Direktor der Klinik ist wirklich ein Kapitel für sich. Ich kenne ihn ja nun schon länger und hatte schon einige Male das Vergnügen, mit auf seine Visiten zu dürfen. Er hat noch nie nein gesagt, wenn ich was gefragt habe, ich durfte immer und überall dabei sein. So stelle ich mir einen Chefarzt vor. Allerdings geht er bald in Pension, leider, denn ihn hätte ich gerne später als Ärztin kennengelernt. Ich habe ja bereits vor zwei Jahren in selbigem Krankenhaus eine Art

Kurzpraktikum gemacht. Ich hatte darum gebeten, für einige Tage einen Stationsarzt begleiten zu dürfen um Einblicke in die Arbeit eines Klinikarztes zu bekommen, da ja das Unterfangen Medizinstudium sehr gut überlegt sein will. Das empfehle ich euch im Übrigen auch zu tun. Herr Prof. Sommer hatte damals sofort ja gesagt und mich auf die von ihm betreute Station geschickt, wo ich zwei Tage seine Ärzte begleiten durfte. Er war damals schon sehr aufgeschlossen und da er ja zeitweise auf dieser Station war, durfte ich überall mit hin. Auf Visite, zu arztinternen Gesprächen, zu Patienten. Die Stationsärzte, die mich mitschleppen durften, haben mich ständig überall mit einblicken lassen, mir alles erklärt und ich war begeistert. Von Herrn Prof. Sommer war ich also damals schon fasziniert. Er ist, so ist mir das vorgekommen, grundehrlich und hat nichts zu verbergen, wobei ich für meinen Geschmack schon extreme Gespräche mitbekommen hatte. Natürlich, als ärztlicher Direktor, wer will dir da schon an den Karren fahren? Da herrscht absolute Meinungsfreiheit, deswegen haben Ärzte auch oft untereinander Differenzen, wie ich schon mitbekommen habe. Das geht sogar so weit, daß ältere Oberärzte kündigen und wo anders hingehen, wie es gerade auf der Palliativ der Fall ist. Herr Prof. Sommer ist also eine, wie soll ich es nennen, Kapazität. Was ich von ihm kenne, finde ich nachahmenswert und er erinnert mich immer etwas an Dr. House.

Heute kamen Schüler der internen Krankenpflegeschule zu Besuch auf die Palliativstation. Dazu befahl Selina uns anderen die Station aufzuräumen, alles herzurichten, Blumen frisch zu machen, damit den Schülern der Sinn und Zweck einer Palliativ schon beim blossen Anblick klar wird. Ich dachte mir, na gut, dann richte ich halt her. Ich fand es zwar ziemlich schwach, dass nur für einen Besuch die Station herausgeputzt wird, aber was soll's. Es kann schließlich nicht immer alles tiptop sein. Dabei fällt mir ein, dass die Putzfrauen eigentlich viel mehr machen könnten als Putzen. Z.B. die Station herausgeputzt halten. Mittags nach der Übergabe kamen die ca. 25 Schüler des dritten Kurses. Schwester Selina höchstpersönlich machte die Führung und hielt dabei einen sehr interessanten Vortrag mit einer dem Thema würdigen Stimme, deren Lautstärke sie dazu extrem heruntergeschraubt hatte. Auch die Wortwahl war angenehmer, mit einigen kleinen Ausrutschern. Beispielsweise sagte sie: „Es kann vorkommen, daß in der Schicht einer Schwester bis zu drei Patienten versterben. Man kann sich gut vorstellen, daß die dann ziemlich fertig ist....., aber wie die Sau!" (Zitat). Sie erzählte von den Ritualen, wenn ein Patient verstirbt, welchen Komfort sie dort haben, auch für die Angehörigen ist gesorgt. Ehrlich gesagt, sie beschrieb es viel schöner und umfangreicher als es dann in Wirklichkeit stattfindet. Ich habe das schon mitbekommen, da in den ersten beiden Tagen als ich auf Palliativ war, zwei Patienten gestorben sind. Deren Tod habe ich nicht live gesehen, jedoch danach die Ritualdarstellungen. Übrigens werden die Zimmer nach dem Tod eines Patienten ausgeräuchert. Mit Weihrauch in Form von Räucherstäbchen. Während ihres ganzen Vortrages habe ich mich immer wieder gefragt, ob denn ein Mensch, wenn er auf die Palliativ kommt überhaupt gefragt wird wie es um seinen Lebenswillen bestellt ist. Es könnte ja sein, dass es Patienten gibt, die ihrer Krankheit trotzen wollen und kämpfen wollen. Hilft man ihnen dann dabei? Von ärztlicher Seite? Von pflegerischer Seite? Das wäre doch eine interessante Frage, die ich noch klären werde und dann darüber berichten werde. Ich bleibe nach wie vor der Meinung, dass sich nicht alle aufgeben. Im Flyer der Station steht ausdrücklich drin, dass es keine Sterbestation ist aber auf der zweiten Seite steht: ... „für Patienten deren Lebensende absehbar ist." Hallo, ist das nicht ein riesengroßer Widerspruch? Ich habe das natürlich bemängelt, es hat sich aber niemand ernsthaft dafür interessiert. Das ärgerte mich schon ganz gewaltig. Mit Jennifer hatte ich heute ein interessantes Gespräch. Ich fragte mich ja schon immer die letzten Tage, was würde ich eigentlich tun, wenn es mich erwischen würde? (Ehrlich gesagt, beim Schreiben dieser Frage oder beim blossen Darandenken erschrecke ich). Aber Jennifer stand da drüber, denn sie begann das Gespräch und sie sagte folgendes: Es käme auf den Tumor bzw. die Erkrankung an. Wenn es ein gut zu behandelndes Krankheitsbild wäre, dann würde sie alles machen lassen. Wenn es jedoch ein aggressives Teil wäre (Zitat) dann würde sie nur Schmerzmittel nehmen, z.B. ein Pankreaskarzinom. Unser Herr Kruza hat ein solches. Es hat bereits Lebermetastasen gebildet und andere doofe Dinge in seinem Körper angerichtet. Laut Selina wird Herr Kruza durch diese „Scheiß-Krankheit" (Zitat) aus seinem Leben und aus seiner Familie gerissen. Er hat eine ganz liebe Ehefrau und zwei schon größere Töchter und sie finde, dass einfach „eine beschissene Scheiße" (Zitat). Ich im Übrigen auch. Bei Herrn Kruza hat sich folgendes ereignet: Eine Milzruptur. Die

Milz, das Organ an sich also, liegt eingebettet in einer Kapsel. Die Milz ist bereits gerissen und die Kapsel voller Blut. Der Arzt hat Herrn Kruza darüber aufgeklärt, daß es nur noch eine Frage der Zeit ist, bis die Kapsel reisst und er innerlich verblutet. Dies kann auf zwei Möglichkeiten ablaufen: Entweder er verblutet so stark innerhalb fünf Minuten, daß er das Bewusstsein verliert und daraus nicht mehr aufwachen wird oder es geht langsam und das wäre dann weniger schön. Ich war bei diesem Gespräch natürlich nicht dabei, obwohl das halt genau das wäre, was jeder Student frühzeitig lernen sollte, aber der Arzt hat es den Schwestern bei der Übergabe so erklärt und da war ich auch dabei. Seit Herr Kruza das weiss hat er stark abgebaut und das sage nicht ich, sondern die Schwestern. Die beste Möglichkeit also um die Psyche schnell darauf zu trimmen, alles aufzugeben und absolut nicht in meinem Sinne. Ich meine, was muss der Arzt denn das erzählen und damit alles noch schlimmer machen? Herr Kruza weiss ohnehin dass er stirbt, muss man das noch beschleunigen und somit anti-palliativ arbeiten, indem man ihm damit die letzten Tage auch noch schwer macht? Der Arzt hätte ihm das nicht sagen brauchen, Herr Kruza hätte die Tage mit seiner Familie noch genossen und was macht er jetzt? Jetzt wartet er bewusst und unbewusst nur noch darauf, daß seine Milz reisst. Er wird sich wohl in allen Einzelheiten vorstellen, wie das sein wird, welche Schmerzen, welche Gefühle er dabei haben wird. Tja, worauf man wartet, das tritt auch ein und zwar so sicher wie das Amen in der Kirche. Ich hoffe, ihr versteht, worauf ich hinauswill. Ich an des Oberarztes Stelle, hätte ihm nichts davon gesagt, auch nicht seiner Frau. Wenn es passiert wäre, wäre es halt passiert, ändern hätte man es in diesem Stadium wohl nicht mehr können. Wenn man manche Ärzte anschaut und ihnen schon an der Nasenspitze ansieht, daß ihre anfänglichen Idealvorstellungen vom Arztsein vollkommen zerstört sind, dann könnte ich wirklich das Grausen bekommen. Weil sich keiner traut, etwas anders zu machen. Weil sich alle niederschlagen lassen, weil alle mental schwach sind und sich auf der kollektiven Jammerwelle mitziehen lassen. Wenn ich mir vorstelle, daß mich solch ein Arzt später mal ausbildet, dann vergeht es mir. Wenn du Tag für Tag mit dem zusammen bist und langsam und schleichend dessen Einstellungen auf dich abfärben, dann geht es dir irgendwann genauso. Das sind beileibe keine angenehmen Aussichten. Da fällt mir gerade was ein: Kurz vorher habe ich im Internet Tipps für PJ´ler und ihre künftige Stellensuche gelesen und das man schon im PJ punkten könnte, wenn man beispielsweise den Chefarzt von sich überzeugt, indem man sich reinhängt und „Bereitschaft zeigt, länger als bis Dienstende zu bleiben". Halloo? Wo sind wir denn? Das ist gezielte Beeinflussung zugunsten des krankhaften Gesundheitssystemes, damit die mehr einschieben können! Ich denke, viele sehr junge Leute unter euch bemerken diese Beeinflussung gar nicht und nehmen diese „Tipps" dankend an und richten sich danach. Ich aber sage euch, lasst euch nicht auf solche Spielchen ein. Wenn ihr nicht damit beginnt, zu Dienstschluss zu gehen, dann wird sich in Punkto Assistenzärzte ausnutzen, nie etwas ändern. Ich jedenfalls werde so verfahren und bestimmt keine unbezahlten Überstunden machen. Weder im PJ noch wenn ich vielleicht mal ein Jahr lang klinisch arbeiten sollte. Natürlich kann man einen sich gerade in meiner Behandlung befindenden Patienten nicht einfach stehenlassen, das ist klar. Aber ich kann ankündigen, dass ich nach diesem Patienten nach Hause gehen werde. Oh ja, ich werde das machen und ich hoffe ihr auch! Sobald ich an der Uni bin werde ich eine Vereinigung der Veränderung gründen. Und sobald alle sich dieser Vereinigung angeschlossenen Studenten in die Klinik begeben, wird die Zeit der Veränderung beginnen. Liebe Frau Schmidt, ich hoffe wirklich für Sie, daß Sie dann nicht ausgerechnet zu diesem Zeitpunkt krank werden. Denn dann könnten Sie die Früchte Ihrer Saat ernten und werden es ziemlich bedauern, mich in dieses Praktikum geschickt zu haben. Um es kurz zu machen: Ich möchte nicht so werden, wie viele der Ärzte sind, die mir tagtäglich in der Klinik über den Weg laufen.

Freitag
Ich war heute wieder auf der Privaten mit Jennifer eingesetzt, habe aber nicht darauf verzichtet, mich auch auf der Palliativen nützlich zu machen. Ein Pflegeereignis durfte ich heute auch miterleben. Das heisst, eigentlich wollte Schwester Selina mich rauswerfen (Zitat: „alle raus die es nichts angeht!" und schaut mich dabei an), aber nachdem ich auf's Schärfste protestiert hatte, durfte ich dann dabei sein. In der Überlappungszeit, wenn Früh- und Spätschicht für eine Stunde aufeinandertreffen, wollten sie die bettlägrige Frau Wöchner, deren Ehemann der Zeuge Jehovas ist, in die Badewanne stecken. Natürlich ist

das eine Spezialbadewanne, die man in alle Richtungen drehen und schwenken kann, dennoch fragte ich mich, wie sie die Frau da wohl reinbringen wollen. Zu fünft machten Sie sich auf zu Frau Wöchner und lösten sie von sämtlichen Infusionen ab. Dann fuhren wir sie mit dem Bett in das Badezimmer hinein. Der Ehemann war auch dabei. Wir standen also zu siebt im Badezimmer drin und Frau Wöchner wurde mitsamt dem Laken in die Badewanne gesetzt. Zu fünft nahmen sie sie am Laken und hievten sie ganz sanft in die Badewanne hinein. Ich fand das toll, was die Pfleger so draufhaben. Nachdem mich Selina hatte rausschicken wollen, ich sie aber dann daran erinnerte, daß ich hier PFLEGEPraktikum und nicht Wäscheaufräum-Gläserausteil-und-Rumsitzpraktikum mache, hat sie nichts mehr gesagt. Hat man da Töne? Ich habe das nicht allzu ernst genommen, sie war halt genervt vom Frühdienst, das muss man auch berücksichtigen. Mittags habe ich dann den Wäschewagen ausgeräumt und die Wäsche auf die Zimmer verteilt. Diese stupid work muss halt gemacht werden und da ich eh nicht sehr viel tun kann und es auch nicht soviel auf der Palliativ- und Privatstation zu tun gibt, habe ich das halt gemacht. Natürlich haben sie es mir angeschafft, aber mein Gott, was soll es? Es ist auf der Palliativ schwer an die Patienten ranzukommen. Entweder sie sind so krank, daß sie nicht reden können, haben Schmerzen oder Besuch von der Familie. Die Privatpatienten haben auch rund um die Uhr Besuch, da habe ich nicht soviel Chancen etwas herauszubekommen. Später dann hatte ich einen Plausch mit der Stationsärztin. Eine ganz nette und erst seit 1,5 Jahren in diesem Haus und gerade auf Facharztausbildung zur Kardiologin. Ich habe sie gehörig ausgequetscht, wie das Studium war, wie der Job ist, wie das mit den Arbeitszeiten ist und so weiter und vor allen Dingen habe ich sie gefragt, ob sie auch dieses Praktikum machen musste. Ja, sie musste, aber damals waren es ja nur zwei Monate und sie fand es sehr sinnvoll. Sie hatte es allerdings bei einem ambulanten Pflegedienst gemacht und nicht im Krankenhaus. Ich habe im Stationszimmer im ihr gesprochen, wo auch die anderen Schwestern waren und habe nicht den Sinn des Praktikums angezweifelt sondern eher die Dauer, sowie eine kostenlose Arbeitskraft zu sein und ich überhaupt nicht wisse, wo der Sinn für mich und meine medizinische Karriere wäre, wenn ich hier „Wäsche aufräume". Hihihi, das war natürlich volle Absicht von mir. Die anderen Schwestern haben das sehr wohl gehört und aufgekuckt.

Naja, das Fazit war, es hat heute keiner mehr versucht, mir anzuschaffen auch noch den zweiten Wäschewagen auszuräumen :-) Wie dem auch sei, ein Monat dieses Praktikums würde voll und ganz genügen, aber drei sind eine Ausbeutung. Ich ärgere mich selbst, dass ich das mit mir machen lasse. Ich befinde mich hier in einem gehörigen Zwiespalt, ihr müsst das verstehen. Auf der einen Seite bin ich froh über die Dinge, die ich alle miterleben darf. Auf der anderen Seite könnte ich mich kreuzweise ärgern, daß ich solche dämlichen Dinge wie Wäscheaufräumen machen muss und jeden Tag acht Stunden anwesend sein muss. Ich versuche, soviel wie möglich dafür für mich rauszuholen, aber mich natürlich gleichzeitig auch nützlich zu machen. Wie dem auch sei, ich bin doch froh wenn es vorbei ist und ich das habe was ich will. Den Schein!

Die Stationsärztin hat mich dann auch noch zu ihrer Visite mitgenommen und zur Aufnahme einer neuen Patientin. Eine Dame mit Pankreas-Karzinom, Erstdiagnose vor ca. vier Wochen und nun ins Krankenhaus gekommen mit starken Schmerzen. Das Begleiten der Stationsärztin hat mir gut gefallen, jedoch mich auch nicht vom Hocker gehauen. Die Untersuchung läuft nach einigen Stichpunkten ab und ist nicht sehr sensationell. Sie hat auskultiert, also abgehört, palpiert, das heisst abgetastet und nach der derzeitigen Medikation und den aktuellen Symptomen gefragt. Das war auch schon die ganze Arbeit an der Patientin. Als nächsten Schritt wird sie dann einige Untersuchungen anordnen, Medis verordnen und aufgrund der festgestellten Befunde dann behandeln. Aber, ich meine, was willst du da noch groß behandeln? Die Ursache der Schmerzen suchen zu wollen ist doch lachhaft bei einem Pankreas-CA. Aber die Dame ist ja ins Krankenhaus gekommen, weil sie mit den Schmerzen nicht mehr klarkam. Irgendetwas muss man also tun. Als ich darüber nachdachte, kam ich zu dem Schluß, daß mich das als Ärtzin sehr frustrieren würde. Überhaupt frustriert mich mittlerweile schon der ganze Beruf an sich, weil ich täglich live miterlebe, dass sie zwar tun und tun aber letztendlich nichts machen (können), ausser dem was ich oben schon bemängelt hatte. Aber ich will ja auch nicht Ärztin werden um zu heilen bzw. zu reparieren sondern um mit Gesundheitsberatungen vorzubeugen. Es schadet allerdings nie, im Notfall auch den Bauch aufschneiden zu können.

Gestern bei der Führung durch die Station mit den Schwesternschülerinnen sagte Selina, die Floskel „das wird schon wieder" gäbe es auf der Palliativ nicht. Zugegeben, das ist eine leere Phrase und nichts ist dahinter, jedoch konnte ich es heute nicht lassen, drei Krebspatienten auf der Palliativ zu motivieren und dabei ist die Floskel „das wird schon wieder" gar nichts gewesen. Bei Herrn Lukas von der Inneren Station damals, ich erzählte euch, bei dem sie jetzt ein Gallengangs-Karzinom festgestellt haben, habe ich den Anfang gemacht. Zugegeben er sieht mittlerweile sehr gelb aus, Skleren sowie gesamter Körper. Ich habe ihn (beim Wäscheaufräumen) darauf angesprochen, dass ich mich noch an ihn erinnere, weil er damals doch auf die Innere Station kam. Dann fragte ich ihn, was denn nun rausgekommen wäre. Er erzählte mir von der Diagnose und dass die Ärzte keine Hoffnung mehr sahen. Die einen sagen, er habe noch 5 Jahre, die anderen meinten, nur noch eins oder zwei. Und dann fragte ich ihn, was er denn selber für ein Gefühl hätte. Und nach einigem Nachdenken sagte er, dass er selbst schon noch Hoffnung hätte. Ohoooo, was höre ich da! Da kann man doch ansetzen. Und dann sagte ich ihm, dass er nur noch auf dieses Gefühl hören solle und das prognostisch negative Gequatsche der Ärzte vergessen solle. So habe ich es mir gedacht, aber gesagt habe ich es ihm natürlich anders, nämlich so, daß er auf keinen Fall versuchen sollte, diesen Funken an gutem Gefühl zu verlieren, indem er auf Biegen und Brechen versuche sich von dem zu überzeugen, was die Ärzte ihm erzählten. Nachdem wir einige Zeit lang so weitergesprochen hatten, hat er mich schließlich, auf eine gewisse Art glücklich und befreit erscheinend, angelächelt und ich habe ihm das Versprechen abgerungen, daran festzuhalten. Soviel zum Thema Krankreden. Es ist schon eine Schande. Ihr Ärzte, ich verstehe euch nicht, selbst wenn ein Fall hoffnungslos ist, so kann man doch als eine zweite Option immer einräumen, daß es Spontanheilungen oder ähnliches immer schon gegeben hatte. Man kann dabei doch nichts mehr verlieren, nur noch gewinnen. Aber vielleicht wollen sie das gar nicht, vielleicht wollen sie Herr über Leben und Tod spielen. Ich könnte mich irrsinnig darüber aufregen. Denn unter Halbgott in Weiss stelle ich mir etwas Positives vor. Aber was will man anderes erwarten in der kalten Welt der Halbgötter in Weiss und Grün.

Stellt euch vor: Unserem Herrn Scheller mit dem Hirntumor geht es besser! Ist das auch ein Wunder, nachdem ich zwei Tage lang Zeit hatte ihn aufzubauen? Ich weiss, es hört sich komisch an, aber wenn ich daran denke wieviele Patienten jetzt auf dem Weg der Besserung sind, nachdem ich mit ihnen zu tun hatte, dann wundert mich das selbst. Selbst die Schwestern, bei der Nachtschwester ging es schon los, fragen sich schon die ganze Zeit, wie das denn möglich ist. So plötzlich und so schnell? Herr Scheller spricht, isst und lächelt sogar. Ich bin tierisch gespannt auf nächste Woche, wie es Herrn Lukas dann geht. Wenn es ihm auch bessergehen sollte, dann studiere ich erst gar nicht, dann kann die Universität mir gleich das Zeugnis geben und mich als Fachärztin für Wunderheilungen anstellen. Ich glaube immer mehr, dass meine Methode funktioniert. Fantasiere ich oder wie soll man sich das sonst erklären?

Ich bin der Typ Mensch, der immer die Welt verändern will. Ich will alles revolutionieren, alles neu machen, alles ändern. Ich habe mich heute selbst gefragt, warum kann ich nicht einmal etwas tun, was auch alle anderen tun? Etwas, was es schon gibt, was man nicht erst erklären muss oder als neu einführen muss. Aber das kann ich nicht. Nicht wenn ich sehe, daß es einfach so gemacht wird, weil man es immer so macht und es immer so gemacht wurde. Merkt denn keiner ausser mir, daß die Zeit überreif ist, um einige Dinge zu ändern?

Um jedoch zu den üblichen Schockierungen zurückzukommen, durfte ich heute Bilder von extremsten Krankheitsfällen, die wirklich auf dieser Station lagen anschauen. Ein durch die Haut gebrochenes Zungengrundkarzinom, das beinahe fußballgross war, ein vollkommen nekrotisierter Unterschenkel an einem (noch) lebenden Menschen, Dekubiti bis auf die Knochen und ein offenes, nekrotisches Bein an dem sich schon Maden eingenistet hatten. Glaubt mir, das sind Tatsachen. Ein Horrorsplatterfilm der miesen C-Klasse dürfte auch nichts Schlimmeres mehr aufzuwarten haben. Damit ihr mir das auch glaubt, werde ich nächste Woche versuchen einige dieser Bilder zu klauen und hier einzubinden. Ich denke, das kann ich guten Gewissens machen, denn es sind nur Ausschnitte zu sehen, nicht der ganze Patient und eventuelle Daten auf dem Foto mache ich selbstverständlich unkenntlich, somit bleibt der Datenschutz gewährleistet.

Unser Herr Kruza mit dem Pankreas-CA und der bevorstehenden Milzruptur hätte heute eine neue Portnadel bekommen sollen. Ein Port ist ein unter die Haut eingepflanzter ständiger venöser Zugang. Dies funktioniert so (Pfleger Christoph hat mir das erklärt): In einer OP wird im Bereich des Schlüsselbeines die Haut aufgeschnitten. Den Port selbst kann man sich wie ein kleines rundes flaches Schächtelchen auf einer kleinen Platte vorstellen, ähnlich einem Pillendöschen nur flacher. Dieser wird an eine Rippe angebracht und am Knochen festgenäht. Der innere Zugang des Ports wird in die Vena cava superior, die direkt zum rechten Vorhof führt, gelegt. Dann wird die Haut wieder zugenäht und über eine Nadel von aussen, die in den Port führt, die Infusion geleitet. Dieses „am Knochen festnähen" verstand ich zuerst gar nicht und weil Christoph während des Erklärens zu einem Patienten musste, hatte ich Zeit mir zu überlegen wie das wohl aussehen könnte. Ich fragte mich, wie die durch den Knochen stechen, wie das geht und mir drehte sich der Magen dabei um. Am Knochen festnähen? Uaaahhhh! Ich konnte mir das nicht vorstellen. Als Christoph wieder kam fragte ich ihn danach. Und meine aus der Fasson gebrachten Gedankengänge wurden sogleich eines besseren belehrt. Er hatte natürlich gemeint am Knochen festbinden, also den Knochen umwickeln und nicht ihn durchstechen und daran festnähen. Aha! Meine Gänsehaut bildete sich langsam zurück und ich war beruhigt. Wieder etwas gelernt! Seht ihr, das sind lauter solche Dinge, die man kennenlernen kann, wenn man sich dafür interessiert und wenn man ständig in alles seine Praktikantennase hineinsteckt.

Eine oberpeinliche Panne ist mir heute auch passiert, im Beisein von Jennifer, das war mir gleich noch peinlicher. Dabei ist mir ganz schlecht geworden. Zum Abendessen ging ich zu einer Patientin, Frau Haller, 72 Jahre alt, die zwei Tage vorher mit einer Synkope eingeliefert worden war. Sie war kurzzeitig bewusstlos gewesen, in dessen Zuge gestürzt und vom Notarzt eingeliefert worden. Die ersten zwei Tage war sie noch vollkommen ansprechbar und bei sich und in diesen zwei Tagen hatte sie sich rapide verschlechtert. Sie war apathisch, nicht ansprechbar, verkrampft und steif geworden. Möglicherweise ein Schlaganfall, dessen Folgen nun einige Tage später in ihrem ganzen Ausmasse sichtbar wurden. Als ich das Zimmer mit dem Essen betrat lag Frau Haller weggetreten in ihrem Bett und starrte in die Leere. Ich habe ihr daraufhin, das Essen hergerichtet, ein Käsebrot, und wollte ihr das eingeben. Dann kam Jennifer herein und sagte, sie wolle Frau Haller zum Essen an den Bettrand sitzen. Ich dachte mir noch, oh Gott, so verkrampft und steif wie sie ist? Jennifer aber schob sie alleine mit einem gekonnten Griff heraus, setzte sich zu ihr ans Bett, hielt sie mit einem Arm quer über den Rücken fest. Dann sagte sie zu mir, ich solle weitermachen. Gut, habe ich dann gemacht. Ich setzte mich neben Frau Haller auf ihr verschwitztes Bett und musste ganz schöne Kraft in einem Arm aufwenden um die Dame am Umfallen zu hindern, denn den anderen brauchte ich um ihr das Essen einzugeben. Eine sehr seltsame Stellung, die wir da am Bett hatten. Frau Haller bekam eine immer stärkere Falltendenz und ich glaubte gleich eine Zerrung in den Oberarmmuskeln zu bekommen. Sie wurde immer schwerer und schwerer und ihre Zehen krampften sich ganz komisch zusammen. Sie sank mit so einer Kraft, von der ich mich wunderte woher diese kam, zurück und ich schaffte es nicht mehr sie zu halten. Da sie auch noch ihre Windelhose anhatte, rutschte sie zudem am Po auch noch weg. Ich musste Frau Haller dann auf den Rücken quer über das Bett legen, der Po lag in der Luft und die Füße krampften ganz komisch. Dann bin ich rausgelaufen und habe nach Jennifer gerufen und gesagt, hier wäre es zur Katastrophe gekommen. Jennifer rief aus dem Schwesternzimmer zurück: „Ich komme gleich". Na toll, ich komme gleich und Frau Haller rutscht vom Bett runter. Als Jennifer kam sagte sie nichts, sondern nahm Frau Haller an den Beinen und ich stand auf der anderen Seite am Bett und nahm sie unter den Armen, damit wir sie wieder ins Bett hinaufziehen konnten. Jennifer schob an und ich hätte lenken sollen und was passiert? Durch Jennifer´s Schub und meine Unfähigkeit sie richtig zu lenken, knallte sie mit dem Kopf an das Bettgitter, das an meiner Seite nicht heruntergeklappt war. Oh mein Gott, mich durchfuhr es von Kopf bis Fuß. Frau Haller verzog das Gesicht schmerzverzerrt, aber es kam kein Laut von ihr. Jennifer sagte nichts, was auch? Ich klappte dieses dämliche Gitter herunter und wir konnten Frau Haller richtig hinlegen.

Wenn du mit bewegungsunfähigen Patienten arbeitest musst du an so vieles denken und auf so vieles aufpassen. Wenn dann solch unwissende Praktikanten am Werk sind, dann kann das schon mal ganz schön schief gehen. Liebe Gesetzgeber, das habt ihr zu verantworten und die armen Patienten zu erleiden. Als die Nachtschwester kam und langsam die Übergabe begann, traf mich fast der Schlag als die Schwestern plötzlich ihre Zigaretten auspackten und im Schwesternzimmer zu rauchen begannen! Hoppla! Ist ein Krankenhaus nicht ein öffentliches Gebäude, wo man doch par Gesetz nicht mehr rauchen darf? Hoppla? Ist ein Krankenhaus nicht ein Ort an dem man gesund werden soll? Dies ist kein Vorwurf an die Schwestern, schliesslich kann die einzige Nachtschwester nicht einfach die Station verlassen, um eine zu rauchen und man kann ihr auch nicht verbieten während einer langen Nacht zu rauchen. Widersprüche ohne Ende, in diesem ganzen verqueren Deutschland. Das Wochenende habe ich nun frei und bin sehr froh darum. Noch eine Woche Palliativ, dann habe ich auch das geschafft.

Samstag

Wie an jedem ersten freien Tag nach einer langen harten Knochenwoche, bin ich vollkommen erschöpft. Ich merke das daran, daß ich anstatt zum Shoppen zu gehen, wie ich mir vorgenommen hatte, den ganzen Mittag verschlafe, obwohl ich vormittag aufgestanden bin. Ihr könnt mir sagen, was ihr wollt, aber dieses Praktikum merkst du überall an dir. Ob psychisch oder physisch. Spätnachmittags ging es mir jedoch schon wieder besser.

Montag

Erster Tag der letzten Woche auf Palliativ. Ich bin froh, wenn ich von dort weg bin. Es hat sich patientenmäßig im Vergleich zur letzten Woche nicht viel verändert, das ist schonmal gut. Was mich bei der Übergabe gleich wieder vom Hocker gehauen hatte, war unser Herr Lukas! Die Frühschwester erzählte ganz erstaunt, daß es ihm ja seit Samstag so viel besser geht und sie wundere sich so darüber. Nicht, daß sein Krebs weggezaubert wäre, sondern weil er so gut drauf war. Er wollte zum Duschen gehen, hat sich Duft aufgelegt, sehr oft gelächelt und sogar einen Witz gerissen. Auch hatte sie am Wochenende beobachtet, daß er ganz innig mit seiner Frau war. Sie haben sich geküsst und liebe Sachen gesagt. Sagt mal, ist das nun noch Zufall oder liegt das wirklich an mir? Ich habe zwar keine Beweise dafür, das schlimme ist, ich kann es mir nicht einmal selbst beweisen, aber das kann einfach alles kein Zufall mehr sein. Als ich kurz nach der Übergabe die Patienten begrüßen ging, kam ich ins Zimmer unserer lieben Frau Mendel. Sie versuchte gerade alleine aus dem Bett zu klettern, trotz Bettgitter und saß natürlich extrem verknotet im Bett drin, daß ich mir noch dachte, ups, schlimmer hätte ich es auch nicht hinkriegen können. Als ich sie liebevoll schimpfte, dass sie nicht alleine aufstehen dürfe, behauptete sie, sie suche ihren Kamm und ihre Schuhe, das alles hätte sie im Bett verloren. Natürlich war gar nichts im Bett drin, geschweige denn die Schuhe. Ich dachte, gut, lasse ich sie etwas am Bettrand sitzen und zog ihr die Schuhe an. Das Sitzen klappte aber überhaupt nicht und ich rannte hin und her um sie vor dem Umfallen zu schützen. Dann hievte ich sie ganz alleine wieder ins Bett hinein, ich wollte nicht schon wieder peinlich auffallen, wenn ihr wisst was ich meine. Obwohl Frau Mendel klein und zierlich ist und bestimmt nicht schwerer als 45 kg, so ist es doch durch die Steifheit richtig schwer, solche Menschen zu bewegen. Dann fütterte ich sie noch mit einem Joghurt. Während des Fütterns erzählte sie mir, daß sie heute noch was Wildes vorhabe. Ich fragte genauer nach, was das denn sei. Da meinte sie, das müsse reichen, sie habe mir schon genug gesagt und tat ganz geheimnisvoll. Als der Joghurtbecher leer war, fing sie plötzlich an zu husten und hatte verschluckungsartige Anfälle, so daß ich ganz schön erschrocken bin und plötzlich fängt sie an grünlich zu brechen. Gott, mir schoß es durch den Kopf, hat sie etwa vor zu sterben? Meinte sie das mit dem Wilden und ich habe Panik bekommen. Ich schaltete die Glocke auf Notalarm und zwei Schwestern kamen angerannt. Nachdem das ganze Bett und die ganze Frau vollgekotzt war, wurde sie plötzlich wieder ruhiger und fing schon wieder an zu reden. Ich muss ganz weiss um die Nase gewesen sein so bin ich erschrocken, denn eine Schwester zog mich auf wo denn meine schöne Bräune plötzlich wäre. Ich war aber nicht zum Spaßen aufgelegt und bin erstmal eine Rauchen gegangen und war absolut nicht in der Lage, beim Neubeziehen des verschmutzten Bettes zu helfen. Das war mir in diesem Moment auch (scheiß)egal.

Stellt euch vor, der Oberarzt hat mich, oh Wunder, mitgenommen als er bei Frau Hektor eine neue Portnadel setzte. Das ganze wurde aber, medizinisch gesehen, tierisch interessant. Frau Hektor litt vor sechs Jahren an einem Mamma-CA, eine Brust wurde ihr abgenommen.

Einige Jahre später hatten sich Metastasen gebildet und wegen diesen war sie jetzt da. Als ich mit dem Arzt ins Zimmer kam, waren gerade Frau Hektor´s Schwester und deren Mann zu Besuch, die vom Doktor wissen wollten, was sie denn nun genau habe. Mir fiel gleich auf, daß Frau Hektor fast keinen Ton mehr herausbrachte, sie hatte eine krächzende, zweitweise verschwundene Stimme. Der Oberarzt erklärte ihnen das ungefähr so: Es seien Metastasen in der Leber aufgetaucht, die zu den jetztigen Problemen geführt haben. Man könne nicht genau sagen, wie lange es noch dauere, es könnten einige Tage, aber auch ein halbes Jahr sein. Mein Gott, die Todesnachrichten. Frau Hektor sah oberflächlich gefasst aus, aber ich merkte, wie sie das mitnahm. Der Oberarzt ist um die 50 – 55 Jahre alt und sieht mit seinem Bart auch ganz putzig aus. Er hat eine leise, monoton klingende Stimme, ohne Emotionen, ohne Höhen und Tiefen. Wenn er also einem erzählt, daß bald stirbt hört sich das genauso an, als wenn er am Telefon Laborbefunde runterleiert oder von seinem schönen Wochenende erzählt. Ich kann nicht beurteilen, wie Frau Hektor das aufgenommen hatte, denn sogleich bat sie um einen Eiskaffee mit zwei Kugeln Vanilleeis. Frau Hektor sprach den Arzt dann darauf an, warum sie plötzlich nicht mehr reden könne. Er meinte beiläufig, vielleicht sei sie erkältet. Häää? Diese Aussage kam mir etwas komisch vor, aber Frau Hektor hat darauf nichts mehr gesagt.

Die Frau ist meiner Meinung nach einfach noch nicht soweit zu sterben, ihre ganze Aura und ihre Verhaltensweisen sprechen einfach dagegen. Und das habe ich dem Arzt dann auch gesagt, als wir wieder im Stationszimmer waren. Er war meiner Meinung, aber in Anbetracht des Stadiums der Erkrankung habe er hier nicht mehr viel Hoffnung. Hier wäre die Möglichkeit für die zweite Option, dachte ich mir, denn zu verlieren ist nichts mehr. Dies erklärte ich dem Oberarzt, er meinte gut und schön, aber er sagte, er hatte ihr nicht einmal sagen können, daß der Stimmverlust wahrscheinlich von Metastasen an den Stimmbändern kam. Er habe zwar nnoch keinen Beweis dafür, aber die Erfahrung würde dafür sprechen. Ojeoje! Was soll man da noch sagen? Ich bin, rein medizinisch gesehen, gespannt auf diese Woche, wie das mit Frau Hektor weitergeht. Obwohl sie mir so leid tut, diese liebe Frau, wird aus ihrer Familie gerissen. Einfach so. Das Setzen der neuen Portnadel war dann für mich nicht mehr so interessant, das dürft ihr mir glauben.

Im Anschluß sollte ich ein Ultraschallgerät in den Aufwachraum runterbringen. Ich tat, wie mir geheißen. Nachdem ich das letzte Mal, als ich vom Aufwachraum etwas geholt hatte, solange gewartet hatte und keiner auf mein Klingeln aufgemacht hatte, habe ich heute gleich die Türe aufgemacht und reingerufen, daß das Gerät da wäre. Da kam einer in grün angesprungen und wütete los, warum ich nicht geklingelt hätte? Ich dürfe die Tür nicht einfach aufmachen, wenn hier Patienten gerade gelagert werden und jeder von draussen reinschauen könnte und tobte weiter bis seine Birne so rot war, dass sie eindrucksvoll unter der grünen Haube hervorleuchtete. Ich bin ziemlich erschrocken, habe mich tausendmal entschuldigt und dann hat er sich nicht mal für das Gerät bedankt. Jaja, der Stress!

Wieder auf der Station habe ich die Dame vom Hospizverein erspäht, die sich gerade anschickte, mit meinem Herrn Scheller im Reha-Stuhl auf der Station spazieren zu gehen. Ich sofort hin und sie höflich gefragt, ob ich ihr die Arbeit mit Herrn Scheller abnehmen kann, dann könne sie sich um die anderen Patienten kümmern. Bevor die mir den armen Herrn Scheller, den ich schon so schön aufgebaut habe, wieder in Grund und Boden hospizlamentiert, mache ich das lieber selber. Als wir eine Runde geschoben waren, kam auch schon seine Frau. Ich habe über eine Stunde mit ihr gesprochen, in der sie mir auf mein Nachfragen erzählt hat, wie bei ihrem Mann alles begonnen hat. Über das was sie tut, um ihren Mann zu pflegen, ich habe sie gelobt und ihr Mut gemacht, da ich mir sicher bin, daß keiner jemals die arme Frau fragt, wie es ihr geht. Sie schlafe nicht mehr, hat keinen Tag/Nacht-Rhythmus mehr und sieht auch dementsprechend aus. Dass die Pflege eines gelähmten, schwerkranken Mannes kein Zuckerschlecken ist, könnt ihr euch wohl vorstellen. Aber halt, ich glaube kaum, dass sich das jemand vorstellen kann, der damit noch nie konfrontiert war. Während des Pflegepraktikums werdet ihr es erfahren. Die Dame vom Hospizverein kam von zwei Patientinnen zurück, da war ich noch im Gespräch mit Frau Scheller und auch Herr Scheller saß im Reha-Stuhl dabei. Sie hat sich zu uns gesetzt und zugehört und ich habe mir gedacht, jaja, hören Sie nur zu und lernen Sie was von mir, für Ihren Hospizkram. Dieser Verein ist mir einfach zu suspekt.

Als das Abendessen kam haben alle Schwestern ihre zu mobilisierenden Patienten in den Aufenthaltsraum gebracht. Alle im Roll- oder Reha-

Stuhl. Nachdem das Essen bzw. das Füttern vorbei war, machte ich den Damen den Vorschlag etwas fern zu sehen. Keine hat Ja gesagt, aber auch keine Nein, also ging es vor den Fernseher. Ich habe sie in ihren Stühlen nebeneinandergestellt und sie einander vorgestellt und stellt euch vor, sofort haben zwei angefangen miteinander zu sprechen. Die demente Frau Mendel und Frau Haller von Freitag, die mir auf dem Bett zusammengesunken und dann im Hochrutschversuch mit dem Kopf gegen das Bettgitter geknallt ist. Ich habe mich in den vollelektrischen Fernseh-Sessel gesetzt, mir die Fußstütze hochgefahren und dann habe ich mit den drei Damen vom Grill ferngesehen. Frau Haller blickte plötzlich auf und fragte, wo sie denn sei. Ich sagte ihr im Aufenthaltsraum. Aha, meinte sie, da wo die Totkranken sind? Ja, habe ich gesagt, wenn Sie so wollen.

Später habe ich dann noch freiwillig die Essenswägen runtergebracht und den Wäschwagen ausgeräumt. Es ist nicht komisch sondern nur logisch, daß mir seit damals keiner der Schwestern mehr stupide Arbeit auftragen will. Es war an diesem Tag nicht sehr viel los auf der Station und ich wollte dass die Zeit vergeht. Beim Wäscheausteilen kam es, wie ich es mir damals gewünscht hatte. Ich traf auf Herrn Wöchner, den Zeugen Jehovas, den Ehemann einer palliativen Patientin. Er saß bei seiner Frau im Zimmer drin. Er saß auf einem Stuhl und da saß er einfach. Ich mit meinem Wäschestapel bepackt fragte ihn, wie es denn seiner Frau gehe. Und schon war das Gespräch losgegangen. Bei seiner Frau, 87 Jahre, löst sich übrigens die Haut an den Augenlidern ab, es sieht alles ganz blutig aus und eine Behandlung ist dort nicht möglich, da ihr das wahnsinnige Schmerzen bereitet und heute morgen, als die Frühschwester sie waschen wollte und an den Intimbereich kam, bekam Frau Wöchner scheinbar Angst und fing an zu schreien, dass sie vergewaltigt würde. Frau Wöchner ist geistig wohl noch voll vorhanden und bekommt auch alles mit, was um sie herum geschieht. Sie ist aber nicht in der Lage sich zu bewegen, auch nicht den Kopf, deshalb sieht sie ja nicht, was mit ihr passiert, obwohl man es ihr vorher sagt. Aber ehrlich gesagt, wenn an mir eine Schwester routinebedingt rabiat rumfummeln würde, dann wäre mir das auch unangenehm. Herr Wöchner und ich haben dann über Gott und die Welt gesprochen und er mir von seiner bzw. Jehova´s Anschauung der Welt erzählt. Da sage ich jetzt bewußt nichts dazu, weil ich nach Veröffentlichung dieses Buches keine Probleme bekommen möchte! Ich habe ihm dann meinen Standpunkt geschildert und zum Schluß wollte er mir ein Bibel-Heftchen schenken, welches ich mir durchlesen sollte. Ich habe jedoch dankend abgelehnt. Also, mit bekehren wäre bei mir gar nichts gewesen. Ein Zeuge Jehova's hätte bei mir keine Chance, soviel steht fest. Da müsste schon Johnny Depp höchstpersönlich kommen. Aber es war eine interessante Erfahrung. Wo erlebt man sonst schon mal so etwas? Ansonsten verlief der Tag recht unspektakulär und ich durfte eine halbe Stunde früher gehen.

Dienstag
Liebe Leser, liebe Kommilitonen, liebe Studenten in spe, das Pflegepraktikum ist „einfach ein Scheißdreck". So würde es zumindest Schwester Selina ausdrücken. Es ist fahrlässig, gefährlich und verantwortungslos von den Gesetzgebern, die die ÄApprO gemacht haben. Warum ich das behaupte, werde ich euch natürlich gleich an einem Fallbeispiel erklären, welches mir heute passiert ist und das ganz gewaltig hätte in die Hose gehen können. Wie ihr wahrscheinlich erahnen könnt, war ich heute einen Teil der Zeit mit Schwester Selina zusammen. Es waren heute für die Privatstation eine Schwester, nämlich Selina und eine Schwester für die Palliativ und eine Praktikantin, nämlich ich. Also personell unterbesetzt, dass es schlimmer nicht mehr sein könnte. Abends teilte ich alleine das Abendessen für die Privatstation aus und versicherte mich vorher bei Selina, daß alle essen dürfen. Was ich nicht wusste war, daß ein Patient einen Herzkatheter bekommen hatte und nach diesem ist in der Regel einige Stunden Bettruhe angesagt. Die genaue Uhrzeit, zu der der Patient wieder aufstehen darf, legt der Arzt fest. Klar soweit? Ich teile also das Abendessen aus und komme zu dem Herzkatheterpatienten rein. Dieser hatte großen Hunger und freute sich auf das Abendessen. Voll der Freude reisst er sich die Bettdecke weg und sagt zu mir ich solle den Sandsack von seiner Leiste nehmen, er will am Tisch essen. Ich fragte ihn, ob er aufstehen dürfte. Er sagte ja, das habe der Professor vorher gesagt, ich müsse das doch noch wissen, ich war ja bei der Visite dabei. So schnell konnte ich gar nicht kucken, da war der Mann aus dem Bett draußen und stieg in seine Hose. Ich dachte mir nichts dabei und ging weiter. Circa eine halbe Stunde später sprang Selina mich regelrecht an,

ich hätte den Herzkatheter aufstehen lassen, das wäre grob fahrlässig gewesen. Ich war geschockt, wegen Selina's Tonfall und Lautstärke natürlich, und kapierte auf Anhieb nicht was los war. Dann rieselten mir die Schuppen vor den Augen herab und das Brett, daß ich anscheinend vorm Schädel habe fiel ab. GRAUS, GOTT, SCHEISSE, durchfuhr es mich und heiss und kalt wurde mir. Selina sagte, der Patient hatte gesagt, die SCHWESTER hätte ihm erlaubt aufzustehen (also ich)! Sag mal, geht's noch? Ich will nur am Rande erwähnen, daß mein Namensschild mit dem hübschen Titel „Praktikantin" groß und fett an meinem Kittel hängt. Als ich die Hintergründe der Situation langsam realisierte, sagte ich zu Selina, oh Scheiße, und dachte mir, sag das den lieben Leuten, die die ÄApprO machen. Wenn ihr euch jetzt fragt, was daran so schlimm ist, dann erkläre ich es euch: Ein Herzkatheterpatient muss mindestens bis zu 6 Stunden nach dem Eingriff Bettruhe haben, da sonst die Gefahr einer Blutung besteht. Je nach Zustand des Patienten können die Folgen dieser Blutung heftig werden und besagter Patient war ja nur Zustand nach Schlaganfall! Es ist gottseidank glimpflich abgelaufen und Selina will ich auch keinen Vorwurf machen, da sie ja alleine auf der Station war und der Verantwortung genug am Hals hatte. Das sind Situationen, die können böse enden und die Schwester hätte die Folgen zu tragen. Mir macht natürlich direkt keiner einen Vorwurf, das ist klar, aber indirekt sehr wohl. Es stimmt, ich war bei der Visite mit dabei und auch bei diesem Patienten. Aber seid mir nicht böse, du musst entweder Krankenschwester oder Doktor sein um alles zu verstehen, was da gesprochen wird. Ich mache mir natürlich schon Vorwürfe, da ich mittlerweile in der Lage sein müsste, solche Situationen zu meistern, oder etwa nicht? Tatsache ist, dieses Praktikum ist ein reines Kraut und Rüben Praktikum. Es gibt keinerlei Katalog, mit Dingen die man als künftiger Arzt lernen soll, keine Richtlinien und auch sonst gar nichts. Da es scheinbar keinen interessiert, was ich drei Monate lang täglich acht Stunden im Krankenhaus mache, unterstelle ich bewusst, daß es tatsächlich nur dazu dient, um den Personalmangel zu vertuschen. Was dabei letztendlich rauskommt, ist scheinbar egal, es geht ja dabei nur um kranke Menschen, die wieder gesund werden wollen, aber im schlimmstenfall, durch die unwissentlich gemachten Fehler einer Praktikantin mit einem verpfuschten Leben weiterleben dürfen. Es ist schlicht und einfach grausam, diese Zustände. „Unter aller Sau", so würde Selina es treffend beschreiben. Wenn die eigentliche medizinische Ausbildung an der Uni genauso ist, dann gute Nacht.

Nachmittags fuhr ich eine Patientin zum Röntgen runter. Das Röntgen ist auf dem gleichen Flur wie die Notaufnahme und Ambulanz, also wenn viele Leute da sind und auch noch Patienten im Rollstuhl und Betten rumstehen, dann wird es ganz schön eng. Und heute waren viele Leute da. Ich kam also mit der Patientin im Bett und quetschte uns durch den Flur. Ich stellte sie an der (verkehrten) Seite ab, um sie im Röntgenzimmer anzumelden. Da kommt plötzlich einer daher (ich weiss nicht ob es ein Arzt war oder ein Holer und Bringer) und pfeifft mich an, weil ich die Patientin dahin stelle und nicht wo es sich gehört, auf die andere Seite. So laut und hysterisch wie der plärrte, das war natürlich für die wartenden Patienten ein nettes Schauspiel. Hallo? Das kann man doch auch diskret sagen und muss sich nicht vor allen Leuten so aufspielen und seinen Frust an Praktikanten auslassen. Ich wollte ihm schon zuwerfen, dass er lieber froh sein solle, daß Praktikanten hier umsonst arbeiten, aber ich wollte mich dann doch lieber nicht auf dieses Niveau herunterlassen. Ich hätte besseres sagen können und zwar: Passen Sie auf, eines Tages werde ich Ihre Chefin sein! Hihihi! Das mache ich das nächste Mal.

Einen Todesfall hatten wir auch. Frau Wöchner, deren Mann der Zeuge Jehovas ist, ist gestorben. Stellt euch vor, ca. 1,5 Stunden nachdem ich doch gestern solange bei ihnen im Zimmer war. Hätte man das ahnen können? Der Hammer war, wie die Übergabeschwester erzählt hatte, dass der Ehemann, der übrigens 13 Jahre jünger war, kurz nach ihrem Tod das Krankenhaus verlassen hatte. Keine Andacht bei der Toten, keine Beschwörung Jevoha´s. Gestern hatte er mir noch erzählt, dass nur Gott trennen kann, was zwei Menschen verbindet und vorher dürfe kein Ehepartner, den anderen verlassen. Er hatte allerdings nicht erwähnt, dass man dann möglichst schnell das Weite suchen darf.

Ich durfte heute alleine mit Frau Hektor zum Duschen gehen. Das nenne ich wieder mal Vertrauen von den Schwestern mir gegenüber oder soll ich es personelle Unterbesetzung nennen? Gut, daß wir das gleich nach meinem Dienstbeginn gemacht hatten und nicht erst nach der Panne mit dem Herzkatheter. Da ging alles glatt über die Bühne und Frau Hektor habe ich dann auch wieder heil und ohne größere Vorkommnisse in ihr Zimmer zurückgebracht.

Auf der Station bekamen wir heute ein neues Erste-Hilfe-Set im Falle eines Chemounfalles, nachdem ja das letzte kürzlich benutzt werden musste, weil eine Chemo para gelaufen war. Als ich die Gebrauchsanweisung studierte, fragte ich mich, ob eine Chemiefabrik hoffentlich auch über so eine gute Ausrüstung verfügte und gelangte zu dem Schluß, dass man dieses Erste-Hilfe-Set auch gut bei einem GAU in einem Kernkraftwerk einsetzen könnte. Absperrband, Ausrüstung aus speziellem Material, Handschuhe bis zum Ellboen, Spezialkittel sogar Gesichtsmasken waren drin. Gut und schön, aber gleichzeitig sagte eine Schwester, dass sie nicht mal eine solide Spezial-Ausbildung für den absoluten Ernstfall hätten. Soll mich das noch wundern?

Da ich heute irgendwie keine Lust auf Patienten hatte, war ich umso froher, als ich eine Patientin zu einer Pleurapunktion fahren durfte und dabei gleich zuschauen konnte. Wer war der Behandler? Unser ärztlicher Direktor natürlich. Als ich das merkte, wusste ich vorher schon, daß würde höchst amüsant werden. Die Patientin hatte einen unglaublichen Pleuraerguss, sie holten fast einen Liter Flüssigkeit heraus. Ich liess mir aber erklären, daß es auch schlimmere Fälle gab. Mit einer drei Meter langen Nadel hatte der Professor die Betäubung gesetzt (mir kam es vor wie reingerammt, so daß es mir beim Zuschauen im Rücken stach) und dann die Punktierkanüle hinterhergeschoben. Er gab dann der jungen Assistenzärztin die Absaugpumpe und diese bekam sogleich einen Anpfiff, weil sie die Pumpe nach oben hielt, anstatt nach unten. Nach der Behandlung musste die Patientin stark husten und es bestand Verdacht auf Pneumothorax. Ich frage mich immer noch, wie man es wohl mit dieser Mordsnadel NICHT schaffen könnte, die Lunge anzustechen. Bis zu meinem Feierabend war jedoch der Befund noch nicht da. Ich durfte dann noch mit auf Chefarzt-Visite gehen und muss sagen, der Professor rangiert in meiner persönlichen Top Ten charismatischer Halbgötter in Weiss weit oben. Abends bin ich dann mit Schwester Selina nochmal alle Patienten durchgegangen, um die Verordnungen auszuteilen. Überall wo Selina geht und steht, kracht und knallt und flucht es. Sie meinte, ich solle mit ihr mitgehen, damit ich was lernen würde, von dem was die Schwestern so tun müssen. Das war auch höchst amüsant, aber es liegt halt in meinem Interesse mehr das Drumherumgeschehen zu beobachten, als die eigentliche pflegerische Arbeit an den Patienten. Übrigens dient das Pflegepraktikum doch ganz gut zu dem Zweck, dir auszusuchen, welche Fachrichtung du später AUF GAR KEINEN FALL machen willst.

Ich durfte dann sogar einen Vigo ziehen und erfuhr, daß es sehr gute Schlafmittel gäbe, die sogar die Ärzte nehmen würden, wenn sie nach USA fliegen, weil sie Vorträge halten müssen. Dann schlafen sie im Flugzeug, ob sie wollen oder nicht und sind dann anschließend topfit. Also, diese Tabletten müssen für den nächsten Überseeflug unbedingt in mein Handgepäck. Kurz vor Feierabend habe ich mit der Palliativ-Schwester noch unseren Herrn Scheller saubergemacht. Er hatte Durchfall gehabt, die ganze Windel war voll. Mit dem ganzen Geschmiere hat die Schwester es sogar geschafft, sich das Kittelhemd zu bekleckern. Ich bin dankbar einen Kittel zum Knöpfen zu haben.

Mittwoch (Der Tag mit dem Chefarzt)
Um 7 Uhr war ich auf Station. Es gab gleich große Aufregung und Empörung, weil die für heute früh eingeteilte Schülerin nicht gekommen ist. Ihr könnt euch vorstellen, daß das Geschrei wieder groß war. Mittlerweile jedoch wissen wir, dass immer schlimmer gejammert wird, als es dann tatsächlich ist. Ich habe dann auch gleich angekündigt, dass ich heute, mit dem ausdrücklichen Segen der Stationsleiterin, beim Chefarzt der Anästhesie und Intensivmedizin dabei sein werde. Da war das Geschrei dann noch größer, denn die diensthabenden Schwestern wussten scheinbar noch nichts davon. Mir hatte das wieder bestätigt, wie wichtig wir Pflegepraktikanten doch für das Überleben eines Krankenhauses sind. Es ist halt Tatsache, daß mich die medizinische Seite sehr viel mehr interessiert, als die pflegerische, das wird mir wohl keiner verübeln können, wenn ich schon drei Monate umsonst arbeite.

Ich durfte das klinische Geschehen aus der Chefarzt-Perspektive betrachten, wie ich euch schon angekündigt hatte. Ich habe mich schon riesig darauf gefreut und war sowas von aufgeregt. Dazu hatte ich den Chefarzt, Herrn PD (PD steht für Privatdozent) Dr. Ammer vor einigen Wochen schon gefragt, ob er mich für einen Tag mitnehmen würde, um einmal die Welt eines Chefarztes kennenzuleren und dass er zugestimmt hatte, freute mich riesig. Dies war natürlich eine ungewöhnliche Bitte und bestimmt nicht etwas was er öfter macht, aber keiner weiss doch so genau was ein Chefarzt den ganzen Tag tut und am allerwenigsten Medizinstudenten, darunter wir potenziellen künftigen Chefärzte bzw. -

ärztinnen. Schließlich sollten wir wissen, wie unser Ziel aussieht, auf das wir hinarbeiten. Daher wollte ich das einfach mal wissen und vor allen Dingen, was für ein Mensch hinter dem langen weissen Kittel steckt. Über letzteres habe ich aufgrund des Zeitmangels leider nicht sehr viel herausgefunden, da ich kein Gespräch mit ihm führen konnte und nicht nah genug an ihn rankam. Meine Beweggründe waren noch mehrere: Erstens ist die Anästhesie, vor allem die Intensiv- und Notfallmedizin einer meiner Fachbereichsfavoriten (aber nicht wegen der bösen Anästhesistenwitze und auch nicht wegen des Anästhesisten-Songs), zweitens wirkt er im distanzierten Kontakt sympathisch und aufgeschlossen. Soviel ich weiss ist er noch nicht allzulange im Haus, er wirkt sehr ruhig und beruhigend im Umgang mit Patienten und überhaupt ist er auf den ersten Blick so, wie ich mir einen Chefarzt vorstelle.

Treffpunkt um 7.45 Uhr war das Arztzimmer der Intensivstation. Ich kam als letzte hinzu, ihr könnt euch vorstellen, wie verdutzt mich die anwesenden Ärzte angeschaut haben, sie kannten mich ja noch von meiner Zeit auf der Intensiv, denn ich musste ja immer überall dabei sein. Liebe Kommilitonen: Es ist gewiß nicht Normalzustand, dass eine Pflege-Praktikantin bei einem Chefarzt dabei ist. Wenn ihr das auch machen wollt, dann tut das, aber nicht nur weil ich es jetzt vorgemacht habe und ihr euch denkt, wow toll, das will ich auch machen. Schließlich heisst es in der ÄApprO, wir sollen den Betrieb und die Organisation eines Krankenhauses kennenlernen und ich beziehe das nicht nur auf eine Pflegestation. Es sollte euerseits ein begründetes Interesse bestehen (ich will später nicht haufenweise Post von erbosten Chefärzten bekommen, die sich beschweren, dass sich plötzlich alle Pflegepraktikanten an sie ranhängen wollen) und vor allen Dingen solltet ihr auch schon ein paar medizinische Kenntnisse mitbringen, denn sonst versteht ihr wirklich nur noch Bahnhof. Wäre das bei mir nicht der Fall gewesen, dann hätte ich mich wahrscheinlich nicht getraut. Ich habe zwar viel aber auch nicht alles verstanden, von dem was die Ärzte gesprochen haben.

Strukturiert ist sein Arbeitstag folgendermassen (speziell im anästhesiologischen Fachbereich). Morgens ist die Arztbesprechung im Arztzimmer der Intensivstation. Anschließend geht er dann gleich auf der Intensiv Visite. Danach ist er den ganzen Vormittag im OP und macht, neben anderen Dingen, auch selbst Narkosen. Ich konnte das erst gar nicht glauben, denn der Vorstandsvorsitzende eines Versicherungskonzerns verkauft ja auch nicht selbst seine Versicherungen. Aber in der Medizin scheint es doch noch so zu sein, daß der Chef hauptsächlich im eigentlichen Kerngeschäft tätig ist. Hätte ja auch sein können, dass er nur noch Manageraufgaben hat. Der Oberarzt auf der Palliativ beispielsweise verbringt ca. 80% seiner Zeit am Computer und Telefon und nur 20% am Patienten, so sagte er mir das. Und das glaube ich auch, weil er wirklich die meiste Zeit am PC sitzt, ich sehe es ja selbst. Das dürfte dann auch für Stationsärzte zutreffen und das ist absolut nicht das, was ich mir im Arztberuf vorstelle.

Zurück zum Arbeitstag: Mittags war dann die Besprechung auf der Palliativ-Station und nachmittags wäre eine Tracheotomie (ein Luftröhrenschnitt) gewesen, die ich aber leider nicht mehr gesehen habe, weil sie verschoben wurde. Dann ist nochmals eine Besprechung und dann wieder Viste zusammen mit den Chirurgen. Hört sich also nicht sehr spektakulär an. Wenn ihr mich jetzt fragt, was ich denn erwartet hätte, dann wäre das wahrscheinlich folgendes gewesen: Entscheidungen fällen über Leben und Tod, fachliche Streits und Diskussionen über Meinungsverschiedenheiten mit anderen Fachbereichen, das Ausknobeln geeigneter Therapien für extrem komplizierte und schwierige Fälle, wie man es halt im Fernsehen dauernd sieht. Wenn alles planmäßig läuft wäre für den Chefarzt um halb 5 Uhr Dienstschluß. Ich vermute jedoch mal und so hat er es auch angedeutet, daß es selten planmäßig verläuft.

Bei der Arztbesprechung ging es zuerst darum, welche OP´s heute anstehen und wie die Anästhesie dazu aussieht. Dann wurden die chirurgischen Intensivpatienten besprochen und anschließend ging es auf Visite. Es gab wieder einige sehr interessante Fälle auf der Intensiv und ich bedauerte, daß ich nicht mehr dort war. Die Visite kannte ich ja bereits von meiner Zeit damals auf der Intensivstation, da ich ja mitgegangen bin wann immer es möglich war (ich habe mir das dann immer so eingerichtet). Aber diesesmal habe ich es mit ganz anderen Augen gesehen. So habe ich für mich getan, als wäre ich Teil dieser Visite und bin mir gleich viel besser vorgekommen. Das soll nicht überheblich klingen, aber ich bin die geborene Ärztin, das weiss ich einfach, schon deshalb weil ich mit mentaler Energiearbeit arbeite, wie man an einigen Fällen im Krankenhaus auch sehen konnte, ich erzählte euch. Diese Fähigkeiten gepaart mit einer (hoffentlich) soliden medizinischen Ausbildung und ich muss doch eine neue Facharztrichtung erfinden, die der mentalen energetischen Schulmedizin. Es war noch ein Patient auf der ITS, den ich von damals noch kannte, nämlich unser Herr Bummer mit der paragelaufenen Bluttransfusion, ihr erinnert euch. Herr Wirtzer mit dem offenen Bauch war nicht mehr da, was mich sehr freut, dass es ihm nun wieder besser geht. Das heißt ich hoffe, daß er wohlauf ist und nicht die andere Richtung genommen hat. Aber ein anderer schwerkranker Mann, Herr Emil war hinzugekommen. Herr Emil hatte eine Gefäßprothese bekommen und zwar im Bereich der Bauchaorta, wo sie in die beiden Beckenarterien übergeht, stellt euch das vor wie ein umgekehrtes Y. Es kam dazu, daß über die Nahtstellen Keime ins Innere gelangt sind und es letzten Endes dann zu einem Multiorganversagen kam (wie damals bei Herrn Wirtzer). Und eben dieser Herr Emil hätte heute eine Beatmung über eine Tracheotomie bekommen sollen, weil, wie ich mitbekommen habe, die Beatmung über den Mund per Intubation auf Dauer irgendwie komplizierter ist. Trotzdem stelle ich mir die Beatmung über Tracheotomie grausam vor, ich meine, man kann nicht mehr reden, sich nicht mehr mitteilen. Solange man im Koma ist, ist es ja wohl wurscht, aber danach hat man mitten am Hals eine Narbe *grusel*. Also ich würde keine Tracheotomie wollen, auch nicht wenn ich im Koma läge. Nach der Visite gingen wir in den OP. Ich kannte das mit der Schleuse ja schon von damals und wusste somit gleich wo die Kleidung und die Schuhe waren.

Dr. Ammer musste als erstes neue Anästhetika bestellen und hat mir im Anschluß erklärt wie eine Narkose gebaut ist. Seit ich im Krankenhaus öfter von dem Propofol gehört hatte, ging ich bisher davon aus, daß alleinig das und das Dormicum ausreicht. Da seht ihr mal, was man während des Pflegepraktikums alles nicht erfahren würde, wenn man sich die Infos nicht selbst zusammensucht. Ich würde es daher für sinnvoller halten, das Pflegepraktikum zum Ende des Studiums zu machen, evt. als Teil des Praktischen Jahres, damit man wenigstens etwas Ahnung von der Materie hat und nicht als unwissendes Schaf reinkommt, rumirrt und sich keinerlei Zusammenhang bilden kann. Man sieht es wieder einmal: Es passt gar nichts zusammen. Die Narkose besteht aus drei Teilen, Herr Dr. Ammer hat mir das auch aufgezeichnet. Ein Schlafmittel, welches als Gas verabreicht wird, ein Schmerzmittel und ein Muskelrelaxans, beides wird intravenös verabreicht. Bevor ich vom Propofol gehört hatte, dachte ich immer, die Narkose ist eine chemische Keule, die einen irgendwie ohnmächtig macht und ins Koma befördert. Es wird ja ziemlich viel Aufhebens um Vollnarkosen gemacht. In diesem Zusammenhang frage ich mich, wie eigentlich ein Schlafmittel wirkt. Was macht das, wie geht das, dass man sofort einschläft, ob man will oder nicht?

Dann zeigte er mir den OP-Plan. Es gibt dazu einen Extra-Monitor mit einem Zeitmesser, der die Uhrzeit und somit auch den Fortschritt der OP anzeigte. Das gefiel mir gut. In OP 3 war gerade ein Kaiserschnitt im Gange. Im selben Moment ärgerte ich mich, daß er schon zur Hälfte vorüber war und das Baby schon auf der Welt war, aber ich bekam trotzdem noch genug mit. Die Mutter war spinalanästhesiert, das heisst, sie war ungefähr ab dem Brustbereich nach unten betäubt. Ein großes Tuch war aufgespannt und als ich mit Dr. Ammer reinkam, lag das Baby schon bei ihr. Die Spinalanästhesie besteht aus einem sogenannten Single Shot, das heisst es wird einmal gesetzt und die Wirkung hält vier bis sechs Stunden. Wenn mir demnächst ein Anästhesist über den Weg läuft, muss ich mir unbedingt erklären lassen, wie das, technisch gesehen, funktioniert, daß der Körper bis zu einer bestimmten Stelle betäubt ist. Ich bin bis zum Schluß geblieben und die Anwesenden waren alle supernett. Ein OP-Pfleger hatte mir gleich zu anfang erklärt, was ich im Ernstfalles eines Kreislaufkollapses tun musste. Gegen eine Wand lehnen und dann nach unten sinken, dann würde man nicht umkippen. Aber dies ist bei mir absolut kein Thema. Was wäre ich auch für eine Ärztin in spe, wenn es mich bei so etwas umhauen würde. Er hat mir gezeigt, wie man mit den Materialien umgeht, was wofür gebraucht wurde und dass man dann alles auf Vollständigkeit überprüfen musste.

Wenn man sich einen offenen Bauch so anschaut, mit all seinen Schichten, dann wundert es mich nicht, daß sich da schnell einmal was zwischen den verschiedenen Geweben und Höhlen und den Unmengen Blut verirren kann. Nicht umsonst zählen sie das Werkzeug vorher und nachher. Ich kam dazu, als gerade der Uterus (die Gebärmutter) wieder zugenäht wurde. Die Frau wurde auch gleich sterilisiert, da sie schon den dritten Kaiserschnitt hatte und die Familienplanung abgeschlossen war. Als ich mir den Ort des Geschehens (den offenen Bauch) so ansah, konnte ich von selbst ganz deutlich erkennen, was welchem Gewebe zuzuordnen war. Von aussen nach innen: Die erste Hautschicht ist ziemlich dünn, vielleicht einen Millimeter. Dann kam die Unterhaut und im Anschluß daran gleich das Fettgewebe. Die Frau hatte eine ca. drei Zentimeter dicke Fettschicht, die aus weintraubenartigen Fettzellen bestehen. Es war ganz deutlich zu erkennen, da das Fett gelblich aussieht. So sieht ein dicker Bauch also unter der Haut aus. Dann kam die Schicht der quergestreiften Bauchmuskulatur. Zuerst die Muskelfaszie, dann die typisch dunkelrote und muskeltypische Muskelmasse. Das Peritoneum (das Bauchfell) und dann schließlich die Gebärmutter und die Nachbarorgane, die Eierstöcke. Es ist im Übrigen so, daß beim Kaiserschnitt die Gebärmutter „aufgerissen" wird. Das hört sich schlimmer an als es ist, ich komme später noch ausführlich darauf, wenn ich auf der Entbindungsstation einen Caesarian (englisch für Kaiserschnitt) von Anfang bis Ende verfolgen kann. Die Gynäkologin hat dann Schicht für Schicht wieder zusammengenäht. Zwei Assistentinnen waren auch dabei, eine hat die ganze Zeit den Bauch aufgehalten (das berühmte Haken halten also, das kann auf Dauer bestimmt anstrengend werden, mir hat nach zwei Stunden Stehen bereits der Rücken so was von weh getan), die andere hat den Stab für die Elektrokoagulation betrieben und ab und zu etwas abgeschnitten. Es wurde auch gleich noch die Drainage gelegt. Iiihhhh, jeder der schon mal eine hatte, weiss wie grausam das Rausziehen ist. Nun weiss ich auch wie diese gelegt wird. Von innen wird die Bauchwand mit einer riesigen gebogenen Nadel, die an einen Fleischerhaken erinnert, jedoch nicht so stark gebogen, durchstochen, um die Drainage durch die Bauchwand zu bekommen. Ein Ende verbleibt tief im Bauch, das andere geht logischerweise nach aussen. Die Drainage sorgt dafür, daß Nachblutungen und Wundflüssigkeit nach aussen abfließen können. Das alles sammelt sich so schön dunkelrot im dazugehörigen Beutel. Der Kaiserschnitt hat mir gut gefallen, das später einmal zu machen, könnte ich mir gut vorstellen. Nach dieser OP habe ich Dr. Ammer gesucht, der in einem anderen OP war. Dort war gerade eine Leistenbruch-OP per Laparoskopie im Gange. Der Patient war 39 Jahre alt, also verhältnismäßig jung. Und ratet wer der Operateur war? Herr Prof. Dr.

Schmer! Genau jener, der damals auf der Intensiv für diesen überflüssigen Eklat gesorgt hat, als er bei dem weinenden Herrn Flieger unbedingt die OP-Narbe sehen wollte. Bei dieser OP habe ich mit einem OP-Pfleger gesprochen, der wissen wollte, was ich hier mache. Ich habe es ihm erklärt und ihn dann gefragt, ob Professor Schmer immer alle OP's selber macht. Dann sagte dieser und jetzt passt gut auf: Er führt hier seine OP-Techniken ein bis jeder das gelernt hat und sie dann von allen ausgeführt werden können. Dann wollen wir doch mal meine Vermutung, wie man überhaupt Chefarzt wird, erörtern: Wird ein neuer Chefarzt eingestellt, dann ist das meistens jemand, der etwas Neues erfunden oder entwickelt hat. Aufgrund dessen holt ihn sich das Krankenhaus, damit verkündet werden kann, dass man auf dem allerneuesten Stand der medizinischen Technik ist. Und dann dämmerte es mir, warum es Chefärzte gibt, die von extern kommen und nicht ein alteingesessener Oberarzt befördert wird. Weil ein Arzt der seit 20 Jahren an einem Krankenhaus ist, nicht forschen kann sondern von den 20 Jahren 16 vor dem Computer verbringt. Somit ist das jetzt auch klar. Um die Karriereleiter möglichst schnell hinaufklettern zu können, musst du etwas Neues entwickelt oder erfunden haben, was für das Krankenhaus attraktiv ist. Dann sollten die Chancen, Chefarzt bzw. – ärztin zu werden sprunghaft steigen. Zurück zum laparoskopischen Eingriff bei dem 39-Jährigen. Ungefähr auf Höhe des Magens wurden zwei kleine Schnitte gemacht und die Endoskope eingeführt. Prof. Schmer arbeitete sich bis zum Leistenbruch vor und reparierte diesen. Dabei musste er mit den Endoskopen einen, meiner Meinung nach, ziemlich weiten Weg zurücklegen. Laparoskopisch wurde übrigens auch damals Herrn Wirtzer's Bauch-OP durchgeführt. Ich als Laie frage mich, warum kann man nicht einfach spinalanästhesieren und mit einem kleinen Schnitt irgendwo in der Leistengegend machen den Bruch wieder flicken? Aber hier halte ich mich mit einer pseudofachlichen Meinungsäußerung lieber zurück.

Ich konnte es nicht lassen und wollte wissen, wie der narkotisierte Patient sich anfühlt. Ich habe also mit meinem Handrücken auf seine Stirn und Wangen gefühlt und er war ganz warm. Die Augenlider waren zugeklebt und ich dachte erst er weint, weil er ganz nasse Augen hatte und auch Tränen. Ich bin erschrocken und mir schoß es durch den Kopf, ob wohl das Schmerzmittel nicht wirkt und er alles spürt? Dr. Ammer sagte mir aber, daß dies eine Augensalbe wäre, damit die Augen feucht bleiben. Ich war beruhigt. Während der Anästhesie schien etwas mit dem CO2-Messgerät nicht zu stimmen und Dr. Ammer probierte es mit seinem eigenen Atem aus. Scheinbar zeigte das Gerät auch bei ihm selbst nicht den physiologischen Wert an und ein Anästhesist musste ein anderes bringen, das dann funktionierte. Bei dieser OP wurde eine richtige Voll-Narkose angewandt und ich fragte mich ja, ob hier nicht auch eine Spinalanästhesie ausreichen würde. Dr. Ammer begründete das damit, weil der Bauch mit viel Gas aufgeblasen war und dies dann zu sehr drücken würde, auch auf die Lunge und bei einer Spinalanästhesie musst du ja selbst atmen. Das leuchtete mir ein. Ich blieb noch einige Zeit im OP und bin dann um 11 Uhr wieder auf Station gegangen.

Und was sah ich da? Wenn Schwestern um 11 Uhr vormittags Zeit haben privat im Internet zu surfen, obwohl angeblich personell mangelbesetzt, dann kann es wohl nicht so schlimm sein? Auf der Palliativstation haben wir einen neuen Patienten bekommen, Herrn Schuster mit einem Zungengrundkarzinom und vielen Metastasen. Ich habe den OP-Bericht aus dem Uniklinikum gelesen und mich hat es dabei geschüttelt. Nur soviel: Als sie den Brustraum aufgemacht haben, haben sie vor lauter Tumorgewächsen die Luftröhre nicht gefunden! Aus einer Metastasenblase am Sternum (Brustbein) haben sie 300 ml nekrotisches Material entfernt. Herr Schuster ist tracheotomiert, er kann also nicht sprechen und schreibt alles auf was er möchte. Näher habe ich den Patienten noch nicht kennengelernt. Ich muss sagen, ich bin langsam am Ende meiner psychischen Tumortoleranz angelangt und freue mich ab nächster Woche auf die Babys.

Um 13 Uhr ist Dr. Ammer dann auf die Palliativ gekommen, zur großen Patientenbesprechung und im Anschluß hätte ich mit zur Tracheotomie kommen können, die ich aber leider nicht mehr gesehen habe, auch nicht die Nachmittagsbesprechung und Visite. Leider konnte ich ihm heute keine einzige meiner Fragen stellen. Vielleicht bekomme ich bis zum nächsten Buch noch die Gelegenheit dazu, Herr Dr. Ammer? Dieser Tag wurde meinem medizinischen Interesse gerecht, so könnte jeder Tag sein. Unser Oberarzt, der ja auch bei der Arztbesprechung heute morgen dabei war, meinte später auf Station zu mir, ob ich denn Famulatur mache. Das verneinte ich natürlich und dann hielt er mir einen Vortrag darüber, wie wichtig doch das Pflegepraktikum wäre für die spätere ärztliche Tätigkeit. Jaja, ich habe den Wink schon verstanden, lieber Herr Oberarzt. Ich erklärte ihm, daß ich wohl nie wieder in den Genuß kommen werde, mir medizinische Fachbereiche so unbeteiligt und subobjektiv ansehen zu können. Dann habe ich ihm erklärt dass es für das KPP keinerlei durchdachte Struktur oder gründliches Fundament seitens der Gesetzgeber gibt. Geschweige denn Richtlinien oder Leitfäden und das bei uns in Deutschland (!). Was also die Behauptung, es wäre für das spätere Arztsein (sieben Jahre später) wichtig, sehr fragwürdig erscheinen lässt und ausserdem steht nirgends was ich tun oder lassen darf, bis auf invasive Tätigkeiten und das ist ausdrücklich in der Mappe über das KPP erwähnt, die ich vom Krankenhaus bekommen habe.

Dadurch, daß ich Herrn Dr. Ammer begleiten durfte, habe ich festgestellt, dass er wohl von allen Ärzten am meisten medizinisches macht, ich schätze 80% Medizin, 20% Organisatorisches. Diese Hierarchie-Ebene ist auf alle Fälle erstrebenswert. An dieser Stelle möchte ich mich nochmals sehr bei Ihnen bedanken! Ich hoffe, Sie stellen mich demnächst zu meiner ersten Famulatur auf der Intensivstation ein.

Donnerstag

Heute war ich richtig „schwesternlike". Soll heissen, daß ich heute ziemlich im Pflegebetrieb eingebunden war, weil die Station überbelegt und zu wenig Schwestern da waren. Ich musste also ganz schön viel arbeiten. Patienten waschen und füttern, beim Lagern helfen, Pflegeartikel verteilen und ich durfte heute sogar Infusionen mischen und Medikamente richten. Das gefällt mir natürlich sehr gut. Also das letztere. Es kamen heute nacht einige Zugänge und die Schwestern waren heilfroh, daß ich das konnte, weil sie echt im Stress waren. Den neuen Patienten, Herrn Schuster, den wir gestern bekommen hatten, durfte ich heute live erleben. Er hat ein riesiges Rezidiv des Zungengrundkarzinoms, das am exulcerieren ist. Das heisst, es bricht schon durch die Haut durch. Nicht dass es nur grauenhaft aussehen würde, es riecht auch ganz, ganz eigenartig. Zwar noch nicht so, dass es einen umhauen würde, sondern anders. Ich kann es nicht beschreiben, das ist kein Geruch, den man kennt. Man kann es sich so vorstellen:

Wenn du in das Zimmer reingehst, aber von dem Tumor nichts weißt, dann würde einem ein extrem komischer Geruch auffallen. Wenn du aber weißt, woher der Geruch kommt, dann graust es einen und ich habe versucht die Luft anzuhalten. Es war ein externer HNO-Arzt gekommen, der den Stationsarzt in die praktische Versorgung dieses Bereiches eingewiesen hat. Ich und noch eine Schwester waren dabei und haben assistiert. Meine Assistenz begrenzte sich zwar auf das Bereithalten steriler Kompressen aber egal, denn mein Hauptanliegen war es, das zu sehen. Der durchbrechende Tumor ist ein extrem komisches Material. Es hat die Farbe von dem Wasser, welches sich bildet, wenn man rohes Fleisch einige Zeit liegen lässt, nur dass es von festerer geleeartiger Konsistenz ist. Der Oberarzt sagte, er verfault bei lebendigem Leib. Der Tumor wird einmal am Tag frisch verbunden. In den wabbeligen Wülsten ist ein Loch drin, in das ein Absaugrohr eingebracht ist. In dieses Loch haben sie mit einem bestimmten Medikament getränkte sterile Kompressen gestopft, damit das den Geruch nimmt. Es lässt sich aber nicht vermeiden, daß die neuen Kompressen nach einiger Zeit wieder bräunlich durchnässt sind. Der 45-jährige Mann hat eine Frau und zwei Töchter im Alter von 10 und 14 Jahren. Wie werden die das wohl verarbeiten, der Vater mit so einem Wahnsinnsding am Hals? Ob die Frau ihn wohl noch als Ehemann sieht oder darauf wartet, daß er stirbt? Dies soll nicht taktlos klingen, aber angesichts solcher Tatsachen tauchen solche Fragen bei einem auf. Ich habe im ganzen Krankenhaus noch niemanden gefunden, mit dem man darüber sprechen könnte. Dabei fällt mir ein, dass die Damen vom Hospizverein sich damit doch auskennen müssten. Ich werde gleich morgen mal fragen. Herr Schuster wünscht im Ernstfall keine Reanimierung, darüber gibt es sogar eine Patientenverfügung und das wundert mich auch nicht.
Ich habe heute Infusionen zusammengemischt und das hatte ich ja auch auf der Intensiv damals schon gemacht. Es lässt sich einfach nicht vermeiden, daß wenn man ein Medikament in eine Natrium-Chlorid-Lösung transferiert, es durch den in der Flasche und der Spritze entstehenden Druck spritzt. Mir war gar nicht wohl dabei, weil ja doch auch härteste Kortisone dabei waren und mir immer wieder etwas auf die Hände gelangt ist. Ich werde das nächste Mal lieber Handschuhe anziehen, schliesslich will ich nicht ständig durch die Haut mit Hammer-Medikamenten versorgt werden.

Mittags kam eine Ärztin um unseren Oberarzt aufzusuchen. Sie hat seit zwei Wochen ein steifes Genick und kann den Kopf nicht drehen und hoffte auf seine Hilfe. Der Doktor liess sie einige heftig aussehende schwingende Armbewegungen machen, die eine Deblockierung der Halswirbelsäule bewirken sollten. Als das nichts half akupunktierte er sie mit Dauernadeln und meinte, es müsste in fünf Tagen vorbei sein. Als die Ärztin wieder ging, sagte ich noch zu ihr, wenn sie in fünf Tagen immer noch Probleme hat, dann solle sie zu mir kommen. Das hatte sie scheinbar mit einem Blick auf mein Praktikantenschild sinngemäß nicht verstanden, sagte tschüss und ging. Vielleicht ist es an der Zeit euch genau zu erklären, warum es für mich offensichtlich ist, daß es Patienten, mit denen ich mich länger befasst habe, schneller wieder besser geht. Ich arbeite als Heilpraktikerin und Mentaltrainerin mit Energieüberleitungen (und darin sehe ich auch die Zukunft meiner Medizin). Ich möchte euch das anhand eines Fallbeispieles erklären: Jemand zieht sich eine Sportverletzung zu, zum Beispiel eine Muskelverhärtung, - zerrung oder auch nur einen –kater. Alle drei Verletzungen verursachen Schmerzen, wenn nicht im Ruhezustand so doch bei Bewegungen. Dabei liegen zwei Tatsachen vor: Primär die eigentliche Verletzung im Muskel, sekundär der dadurch verursachte Schmerz mit Bewegungseinschränkung. Nun haben die Sportler mehrere Möglicheiten. Die einen gehen zum Orthopäden, der mit Medikamenten behandelt. Die anderen schwören auf PECH (Pause, Eis, Compression, Hochlagern), wieder andere kommen zu mir. Ich mache dabei folgendes: Ich führe mit den Klienten bzw. Patienten eine selbsthypnotische Entspannung durch und suche dann mit meinen Handinnenflächen an ihrem Körper nach starken Energiefeldern. Ihr müsst euch das so vorstellen: Bei einem ausgeglichenen psychisch wenig belasteten Menschen, sind die Energien am Körper bis auf einige Stellen gleich verteilt. Erfolgt nun ein Schmerzereignis, so konzentriert das Gehirn alle verfügbaren Energien an dieser Stelle und in der nächstgelegenen Peripherie, weil dort der Schmerz besteht. Ich bin sicher, ihr kennt das auch selbst. Meine Arbeit besteht nun darin, diese starken Energiefelder zu suchen und von der schmerzenden Stelle wegzuziehen. In Kombination mit der geführten Entspannung führt dies zuerst dazu, daß der Schmerz vergeht. Der Schmerz muss nicht gleich auf der Stelle vorbei sein, meistens sogar ist dies der Fall. Aber durch den vorangegangen selbsthypnotischen Eingriff ist der Patient mental entlastet und vergisst während der nächsten Stunden seine Verletzung, denn seine Konzentration wurde auf etwas anderes geleitet. Plötzlich, im Laufe des restlichen Tages, denkt er irgendwann einmal wieder daran, aber der Schmerz ist einfach so, weg. Das mache ich auch bei mir selbst, wenn ich mich verletzt habe. Ein verschwundener Schmerz heisst nun nicht, dass auch die Verletzung weg ist. Im Gegenteil, denn diese wird dadurch nicht weggezaubert. Sie ist immer noch vorhanden, der Körper braucht seine Zeit, um das wieder zu heilen. Durch wiederholte Behandlungen kann die Heilung beschleunigt werden, da durch die übergeleitete Energie Selbstheilungskräfte des Körpers aktiviert werden. Es gibt Leute, vor allem Schulmediziner, die das nicht glauben und ich nehme es ihnen nicht übel. Bei psychisch stark belasteten Menschen oder Menschen, die mit, wenn auch nur vorübergehenden, Problemen zu kämpfen haben, sind die Energien stellenweise stark geballt. Das energetische Gleichgewicht ist extrem verschoben und ich kann es durch die Überleitungen wieder verteilen und somit internale Energien aktivieren, die eine Problemlösung in die Wege leiten, das heisst, das Unterbewusstsein wieder zu ordnen, um in Zusammenarbeit mit dem Bewusstsein die Blockaden aufzulösen. Diese Fähigkeiten möchte ich mit der Schulmedizin verbinden. Die Methode hat nur Vorteile: Es tut nicht weh, ich muss nicht invasiv eingreifen, der Patient muss sich nicht ausziehen, ich berühre ihn nicht und Nebenwirkungen hat es auch keine ausser für mich: Wenn ich das am Tag zwei, drei Mal gemacht habe, dann bin so unter Strom, daß ich einen Marathon laufen könnte und das tue ich dann auch meistens. Zwar keinen Marathon aber eine ausgedehnte Joggingtour. Ich denke, meine medizinischen Ambitionen sind an dieser Stelle erwähnenswert. Später einmal, erzähle ich euch, wie ich dazu gekommen bin.

Ich bin dann heute noch auf die Entbindungsstation gegangen, habe auch gleich die Stationsleiterin Andrea getroffen, mich vorgestellt und meinen Dienstplan erfragt. Das Gute ist: Ich bin die ganze nächste Woche im Säuglingszimmer *juhuu*, die Woche drauf auf der Station selber, also bei den Schwangeren und Entbundenen und die restlichen zwei Tage dann auch noch. Einen Tag bin ich im Kreissaal *juhuuu* und dann bin ich fertig mit zwei der drei Monate *juhuuuu*. Das weniger Gute ist: Ich habe die ganzen zweieinhalb Wochen Frühschicht!

Es geht um 6 Uhr schon los! *grusel*, aber was hilfts. Das werde ich jetzt auch noch fertigbringen. Ich fragte sie dann noch, ob ich ins Säuglingszimmer schauen dürfte und habe mich sogleich in die Nesseln gesetzt. Es war eine Schwester anwesend, der ich mich vorgestellt hatte und auch ein paar frischgebackene Mütter, die gerade ihre Babys wickelten. Ich fand das so süß, dass ich mit ihnen sprechen wollte. Von Mutter zu Mutter und ich dachte mir nichts dabei. Als ich wieder rausging, hat mich die Stationsleiterin gleich abgefangen und mir freundlich, aber bestimmt gesagt, daß ich die Patientinnen nicht einfach so interviewen dürfte. Erst kapierte ich nicht gleich, was sie damit meinte, ich war wirklich überrascht. Sie sagte dann, dass nicht einfach jede Unbekannte kommen könnte und die Leute ausfragen dürfte. Ups! Ich verstand dann schon, was Sache war, nämlich die Wahrung der Diskretion, oder? Sie sagte dann noch, sie wisse schon, daß es jeder gut meine, aber das ginge halt nicht. Das gefiel mir, da herrscht Zucht und Ordnung, dachte ich mir und so muss es sein. Ich entschuldigte mich für meine Unachtsamkeit. So ein Arbeitsleben ist ganz schön anstrengend. Ehrlich gesagt, ich möchte das nicht. Ich muss einfach selbständig sein und mein eigener Chef. Ich will zwar Chefärztin werden, aber nicht auf dem herkömmlichen Wege. Da muss ich mir etwas einfallen lassen, wie das zu bewerkstelligen ist. Ich werde wohl gleich eine Privatklinik eröffnen, da kann ich dann tun und lassen was ich will und brauche nicht mit anderen zu diskutieren.

Freitag
Heute war mein letzter Tag auf der Palliativstation. Gott sei Dank! Ich dachte ich bekomme den Tag nicht herum und habe ab 9 Uhr schon jede Minute auf die Uhr geschaut, aber es sollte heute wirklich faustdick kommen. Den Druck habe ich heute selbst auch gespürt, wir haben mehrere Pflegefälle und auch Patienten bekommen, deren Erkrankung und deren Verfaulen bei lebendigem Leib einfach jenseits jeglichen Funkens menschlicher Würde ist. Ich bin im Laufe des Vormittags innerlich richtig aggressiv geworden, ich wollte nirgends mehr reingehen und hätte mich am liebsten für den Rest des Tages in meinen Spindschrank eingesperrt. Ich habe mir jedoch nichts anmerken lassen. Die ganze Zeit habe ich mir gedacht, mensch, mach die Augen, Nase, Ohren und alle restlichen Sinne dicht und geh da durch! Aber

wegschauen wollte bzw. konnte ich auch wieder nicht. So ein Tag wie heute könnte sogar meinen Glauben an mentale Heilung, Selbstheilungskräfte, et cetera bis aufs Mark erschüttern, denn Angesichts solcher Krankheitsbilder, denkt wohl jeder gesunde Mensch, der mit Freude mitten im Leben steht, dass er sich vor den Zug werfen würde, wenn es ihn erwischen würde. Wir haben einen Patienten bekommen, der (zwei Jahre älter ist als ich) die Erstdiagnose eines Colon-Carzinomes (Dickdarmkrebs) bekommen hat und extreme körperlichen Auswirkungen hatte. Nämlich Durchfälle. Leute, der Mann ist auf dem Klo gesessen und hat vor Schmerzen geschrieen, als würde man ein Schwein abstechen. Man hat es auf der ganzen Station gehört. Ich wusste erst nicht was er hat, er war ja neu gekommen und als ich mich dann erkundigt hatte: Erstdiagnose Colon-Karzinom. Als ich gerade mal in seinem Zimmer war, kam er gerade vom Klo, legte sich wieder in sein Bett hinein, deckte sich bis zum Hals zu und machte die Augen zu. Er war weiss wie eine Wand und restlos erschöpft. Nur eine halbe Minute später springt er wieder aus dem Bett und auf dem Weg zum Klo sagte er: „Der Mensch kann ja vieles ertragen, aber das ist einfach bloss noch grausam." Dann schaffte er es meistens nicht bis zur Toilette und etwas ging in seine Hose. Er trug er ja auch schon diese Windelpantys. Später am Tag, als ich gerade wieder in seinem Zimmer beim Auffüllen von Pflegeartikeln war, sagte er sowas von peinlich berührt und verschämt: „Schwester, könnten Sie bitte viel von den Hosen in den Schrank tun." Es ist einfach bloss abartig. Durch solche Extremfälle, die ja auch sehr viel pflegerische Arbeit machen, wurde der Druck auf der Station richtig spürbar. Die Schichtzusammensetzung war mir suspekt. Sr. Jennifer, Sr. Michaela, die ich noch nicht so gut kannte, aber auch gar nicht näher kennenlernen möchte und Pfleger Jörg, ein junger Kerl, der viel von seiner Musik redet. Beide sehr jung und vom Wesen her eher, wie soll ich sagen, robust, oberflächlich und laut. Man sieht und hört ihnen nicht an, dass sie viel Einfühlungsvermögen hätten, aber das ist auf der Palliativ ohnehin fehl am Platz, wenn du nicht durchdrehen willst. Lege auch nur einen Funken Einfühlungsvermögen bei so einer Arbeit an den Tag und du schnappst über, wie ich heute. Stichpunktartig erklärt verlief mein Tag heute und auch viele bisherige ungefähr so: Beim Waschen helfen, Patienten die Zähne putzen und dabei allerlei Schleim und Borken herausholen, Frühstück austeilen, halbgelähmte Patienten aufs Klo bringen (das geht so: aus dem Bett in die sitzende Position am Bettrand bringen, warten bis sie sich gefangen haben vom vielen Liegen, Schuhe anziehen, in die Höhe helfen, festhalten und aufpassen, daß bei einer blöden Bewegung der Infusionsschlauch nicht rausreisst, aufpassen, daß sie nicht umkippen, auf den Nachtstuhl setzen, aufs Klo fahren, um sie auf die Kloschüssel zu setzen wieder so verfahren, alles langsam, langsam und vorsichtig), Essen eingeben, Mund abwischen, Windel saubermachen, dazwischen Pause machen und selbst etwas essen, beim Klingeln schnell runterschlucken, oder du willst mit vollem Mund zum Hintern ausputzen gehen? Sie wieder vom Klo holen, Hintern auswischen, Hose anziehen, wieder auf die gleiche Art ins Bett bringen. Dann wieder selber weiteressen, irgendwann mal 2 Minuten Ruhe. Dann Patienten lagern und wickeln. Dazwischen mache ich Botendienste, welche mir heute viel lieber waren, als auf der Station zu sein, komme zurück, räume Wäsche aus, helfe dieser und jener Schwester, mal beim Port stechen, mal beim Patienten verlegen, räume angelieferte Medikamente ein. Dann auf die Glocke rennen. Wenn etwas ist, was ich nicht kann (und das ist ziemlich viel), Schwester holen, warten, dabeistehen. Liebe künftige Medizinstudenten, wenn ihr nach der Lektüre dieses Horrorschockers dem Medizinstudium zuliebe immer noch ein Pflegepraktikum machen wollt, dann herzlichen Glückwunsch. Ich überlege im Moment alles hinzuschmeissen, werde es aber sicher nicht tun, denn sonst wäre alles umsonst gewesen.

Wir haben einen Patienten, der hat Krebs im Mund. Sie haben ihn schon einmal operiert, ihm dabei den halben Kiefer rausgenommen und als Prothese eine Kieferspange eingepflanzt, die auch ausserhalb liegt. Er hat also so ein Metallgestell aussen über der rechten unteren Backe. Es kann ja sein, daß er damit einige Zeit lang gut gelebt hat. Es sieht zwar komisch aus, mit so einem Teil rumzulaufen, aber vielleicht ist es ja ganz komfortabel und hat ihn nicht gestört. Jetzt hat er Rezidive! Das heisst, der Krebs wächst wieder und sehr destruktiv. Sein ganzer Mund ist bereits befallen und das Gewebe um die Kieferspange herum nekrotisch und eitert und blutet. Der Doktor sagte heute, daß gehöre normalerweise herausoperiert aber das mache keiner. Dem Patienten fällt das halbe Gesicht ab, die Haut und alles Gewebe im Mund stirbt ab. Sein Port scheint kaputt zu sein, sie mussten heute zweimal reinstechen, was ihm große Schmerzen bereitet hatte. Es wurde bei der Übergabe drüber gesprochen, daß er wahrscheinlich bald stirbt, aber seine Familie das noch gar nicht wisse, da die Frau gestern zu ihm gesagt, er muss sich sobald er wieder zuhause ist unbedingt um die Pflanz-Tomaten kümmern. Die Familie wisse wohl gar nichts um den wahren Zustand und er auch nicht und die zuständige Ärztin, eine Beleg-Onkologin würde sich nicht darum kümmern. Er kann fast gar nicht mehr sprechen, es kommen nur noch unverständliche Laute heraus. Jörg sagte heute früh, ich solle mal in seinen Mund kucken und mir das anschauen. Aber soviel Schneid hatte ich dann nicht mehr. Jetzt im Moment ärgert es mich, da es medizinisch gesehen, bestimmt interessant gewesen wäre. Eine andere Patientin haben wir bekommen. 39 Jahre alt, spinale Muskelatrophie. Das heisst, aufgrund eines Defekts im Nervensystem bilden sich die Muskeln zurück. Sie verkümmern und verschwinden. Dies führt dazu, daß der ganze Körper extrem deformiert. Manchmal sieht man solche Leute auf der Strasse. Sie sitzen ganz zusammengekrümmt in einem riesigen Rollstuhl. Diese Patientin war schon extrem geschrumpft, ein Bein schon viel kürzer als das andere, die Finger krallenartig verkrampft, die Füsse und Zehen deformiert. Der ganze Körper vollkommen entstellt. Nahrungsaufnahme nur noch über PEG, eine Magensonde. Deswegen war sie auch gekommen, weil sie eine lokale Infektion hatte. Nur das Gesicht erinnert noch halbwegs an ein menschliches Wesen. Ich kam in den Genuss, diese Patientin anzufassen, weil ich beim Lagern half. Leute, ich sage es euch, das ist nicht mehr schön. Sie besteht fast nur noch aus Knochen, Haut und Fettgewebe. Ich habe ihr ans Bein gefasst und bin sowas von erschrocken, als ich leere Hautlappen in der Hand hatte. Der Brustkorb ist weit hervorgestanden und um den Bauch und das Gesäss herum hatte sie ziemlich viel Fett. Es war einfach alles leer, es hat sich angefühlt wie diese schlabbrige Wabbelmasse, die sich nur in einer Dose aufbewahren lässt, mit der Kinder manchmal spielen. Sie war dennoch ein ganz liebes menschliches Wesen, sie hat uns mit ganz leiser Stimme genau gesagt, wie wir alles machen müssen. Ich habe dann plötzlich die Stärke und den Lebenswillen dieser Frau bewundert. Nur noch zu einer Bewegung war sie fähig. Zum Drücken eines speziellen Klingelknopfes, den man ihr in einer bestimmten Stellung in die Hand drücken musste. Sie war ja angezogen und ist es zum größten Teil auch gottseidank geblieben, denn ich hätte es wahrscheinlich nicht ausgehalten, sie ohne Kleidung zu sehen. Die Schwester musste in dieser Zeit woanders hin und ich habe die Patientin derweil nach ihren Anweisungen in die für sie günstigste Position gebracht hatte. Sie hatte Unmengen kleiner Kissen dabei und mir genau gesagt, wieviel ich von dem und dem Kissen wie formen musste und unter welches Körperteil schieben muss. Dann sagte sie, ich müsse jetzt das Knie, aber nur das Knie nach innen drehen und den Oberschenkel dann auch. Als ich das machte, spürte ich, daß das Kniegelenk bewegbar war, ohne dass sich der Unter- oder Oberschenkel mitbewegten. Ich habe dann den Unterschenkel gedreht, dann das Knie und letztlich den Oberschenkel. Dann musste ich ihr Gesäß herausziehen, weil sie auf den Hautmassen lag. Mit dem anderen Bein ebenso verfahren. Jedes einzelne Gelenk der Arme und Hände separat hinrichten, auch wenn sich das sausaublöd anhört, aber so war es. (Ich möchte euch dazu einen Auszug aus dem Wortlaut der Patientin geben: „Nehmen Sie bitte drei von den Kissen, legen Sie sie aufeinander und falten Sie sie in der Mitte. Schieben Sie diese unter mein rechtes Knie." Machte ich so. „Drehen Sie jetzt bitte das Knie nach aussen, zu Ihnen rüber." Ich das Knie rausgedreht. „Ziehen Sie bitte meinen Oberschenkel heraus, ich liege drauf und ziehen Sie mein Gesäss heraus." Ich zog die Hautlappen heraus. „Nehmen Sie bitte ein kleines Kissen und falten Sie es in der Mitte. Legen Sie es wie eine Bremse vor meinen rechten Fuß." - Das war der kürzere. – „Drehen Sie den Fuß bitte etwas nach innen und dann den Unterschenkel auch." Ich machte das. „Ziehen Sie bitte die rechte Schulter heraus und legen Sie meinen Arm über meine Brust. Etwas höher bitte. So ist es gut. Danke. Und jetzt schieben Sie bitte noch ein Kissen unter meinen Kopf. Ja genau so. Und jetzt machen wir das gleiche auf der linken Seite, da ist es genauso bis auf einige Kleinigkeiten anders, aber das sage ich ihnen dann genau." – Tja, so funktionierte bei dieser Patientin das Lagern!) Als die Schwester wieder kam, fragte sie die Patientin, wie das bei ihr funktioniere, wenn sie Wasserlassen müsse. Die Patientin sagte, sie bekäme dann eine Plastikdecke untergelegt, dann uriniere sie, dann werde sie saubergemacht und wieder angezogen. Das heisst, sie verspürt Harndrang, eine oder zwei Schwestern müssen kommen, sie ausziehen, das Deckchen unterlegen, sie uriniert, dann wird alles wieder saubergemacht. Ein ungeheuerer pflegerischer Aufwand für eine Station voller schwerstkranker Pflege- bis Totalpflegefall, die mit nur zwei Schwestern besetzt ist.

Eine Schülerin des dritten Lehrjahres, 49 Jahre alt, eine Canadierin, hatte in ihrer Heimat schon 15 Jahre lang den Intensiv-Pflegeberuf ausgeübt und musste die Ausbildung in Deutschland nochmals machen, weil sie nicht anerkannt wurde. Sie hatte heute zwei Patienten für sich alleine zugeteilt bekommen, das heisst sie durfte sich diese aussuchen und war somit auch für sie verantwortlich. Zum einen unsere demente Frau Mendel, mittlerweile wieder sehr klar und auch mobiler und Frau Hektor mit den vermuteten Stimmbandmetastasen. Beide Patientinnen hätte sogar ich alleine betreuen können, aber die Schülerin Dina war damit überfordert. Es passierte ihr alles mögliche Unglückseelige und sie bekam solch einen Weinkrampf, dass sie geschrieen hat vor lauter Weinen. So wie ich die Situation eingeschätzt hatte, war nicht Dina unfähig sondern ganz einfach von dem Druck und der Last auf der Station blockiert. Die Schwestern waren gereizt, der Arzt war gereizt und sie hatte Angst etwas falsch zu machen. Aufgrund dieser Angst gab natürlich ein Missgeschick das andere. In der Früh hatte sie vergessen, daß Frau Mendel eine Gastroskopie bekommen sollte. Dazu müssen die Patienten logischerweise nüchtern sein (ansonsten müssten sie mit dem Endoskop im Speisebrei herumstochern). Dina hatte aber nicht mehr daran gedacht und ihr Frühstück eingegeben. Daraufhin hatte sie einen gehörigen Rüffel vom Arzt kassiert, weil Frau Mendel gestern schon zur Gastro hätte sollen und das von der Schwester auch vergessen wurde. Die Schwestern haben sie, ausgelöst durch ihren eigenen Stress, angezickt und dauernd zunichte gemacht, weil dies und das fehlte oder nicht geklappt hatte und Dina war extrem mit den Nerven am Ende bis sie sich nur noch in einen Weinkrampf flüchten konnte, um diese Situation überhaupt zu überstehen. Ich war auch schon ganz fertig, wegen dieser grausamen Anblicke und Tatsachen, rannte von A nach B, erledigte die oben beschriebenen Arbeiten, und wieder zurück. Dann habe ich zufällig den Gastro-Befund einer Patientin gesehen: Magenlymphom. Ich wollte wissen, was das ist, setze mich an den Computer und schaue im Internet nach. Plötzlich steht der Oberarzt da und pflaumt mich an, ich solle doch den Schwestern helfen und nicht dauernd am Computer sitzen. Hallooo? Für einen Augenblick dachte ich mein Schwein pfeifft. Man hat nun zwei Möglichkeiten: Entweder man nimmt das persönlich oder aber ist Mentaltrainerin, wie ich, und in der Lage, das nicht persönlich zu nehmen, sondern als einen Ausdruck seines Stressabbaus zu beurteilen und dieser ging halt in diesem Moment gerade, gegen mich.

Aber nichtsdestotrotz, es ist heftig und unmenschlich und die Arbeit eines Pflegers ist das schwerste und am miesesten bezahlte, was man sich vorstellen kann. Ständig an den Abgründen des Menschseins zu stehen, aus nächster Nähe damit konfrontiert zu werden, dauernd an der eigenen psychischen Grenze zu wandern, sich unweigerlich einen Panzer zulegen zu müssen, der sich in den eigenartigsten Verhaltens- und Ausdrucksweisen bemerkbar macht. Das ist schlimm und mit Worten nicht zu beschreiben. Liebe künftige Schwestern und Pfleger, die ihr jetzt noch die Schulbank drückt und von der Fernseh-Schwester Stefanie entzückt seid: Im ganzen Gesundheitswesen muss sich umfassend etwas zu Gunsten der Patienten, Pfleger, Ärzte und dem ganzen Krankenhausbetrieb ändern. Die momentanen Zustände sind eine Schande und weit unter jeglicher menschlicher Würde der Patienten und des Personales. Somit ist für mich das Kapitel Palliativstation abgeschlossen.

Das freie Wochenende nach der Palliativ
Ich bemerke doch sehr, dass das alles nicht spurlos an mir vorübergeht. Trotz dessen, daß ich versuche nichts an mich rankommen zu lassen und es ja auch noch sozusagen als Ablass-Ventil hier aufschreibe, sind die Erlebnisse doch einschneidender als mir lieb ist. Ich habe von Freitag auf Samstag und von Samstag auf Sonntag extrem schlecht geschlafen und auch dauernd Bauchgrummeln (habe ich mich mit irgendwas angesteckt?). Ich bin froh, wenn das Praktikum vorbei ist. Vielleicht ist es so, dass es einem, je jünger er ist, weniger ausmacht, je älter du wirst, desto schlimmer empfindet man es scheinbar. Vielleicht kommt das daher, weil je älter man wird, doch das eigene Krankheitsrisiko steigt und wie ich ja schon des öfteren sagte, macht die Psyche sehr viel aus. Ich habe auch meine Meditationen während der letzten 6 Wochen ziemlich vernachlässigt, weil ich einfach zu aufgewühlt war und auch schlichtweg keine Zeit hatte, denn es findet ja auch noch ein Leben neben dem Krankenhaus statt. Ehrlich gesagt, wenn ich jetzt wissen würde, dass ich am Montag wieder auf die Palliativ müsste, ich würde

mich krankschreiben lassen. Die nächste Woche bin ich ja im Säuglingszimmer und schaue mir das mal an. Liebe Leute, die ihr das lest und das KPP noch vor euch habt: Ihr solltet irgendetwas unternehmen, damit ihr wenigstens für die ganze Schufterei und den psychischen Stress Geld bekommt und euch nicht, wie ich und tausend andere auch, umsonst zum Deppen macht. Ich werde diesbezüglich nichts mehr unternehmen, da ich es bald geschafft habe. Ich habe letztens mit einem Zivi gesprochen, der mir erzählte, dass er Maschinenbau studiert. Und dazu mache er demnächst ein zweimonatiges Praktikum bei einem Autohersteller. Dafür bekommt er 10 Euro netto die Stunde bei Vollzeitarbeit! Wie können Gesetzgeber eigentlich die Frechheit besitzen, Medizinstudenten ein Praktikum aufzuhalsen ohne die geringste Bezahlung dafür sicherzustellen? Es ist eine irrsinnige Frechheit. Es sollte einfach keiner tun. Solange wir jedoch so blöd sind und diese Schikanen auf uns nehmen, wird sich nichts ändern. Time is right for another revolution, Che! Aber Che ist nicht mehr da und wir sind zu blöd und zu feige dazu, deshalb wird es ewig so weitergehen! Das einzig gute daran ist, solange die Krankenhäuser nichts bezahlen müssen, solange bekommt jeder auf der Stelle einen Praktikumsplatz, denn kostenlose Praktikanten kann man nie genug haben. Würde er aber bezahlt werden (müssen), dann wäre der Konkurrenzkampf wohl größer und von der Wartezeit möchte ich jetzt gar nicht reden.. Also: Wenn ich später mal meine Klinik eröffne, dann nehme ich auch Pflegepraktikanten und es wird ein strukturiertes Praktikum, für das ich einen Katalog erstelle, mit dem was ihr alles lernen und tun müsst und mit dem was ihr nicht tun dürft, ach ja und eine Prüfung gibt es auch, die ich höchstpersönlich abnehme und durchfallen kann man dann da auch, was bedeutet alles nochmal von vorne zu machen. Aber ob ich als Arbeitgeber dafür etwas zahlen würde? Hmmm... wahrscheinlich nicht, denn der Gesetzgeber hat das nicht geregelt und ihr müsst das Praktikum machen, denn ohne das geht's nicht zur ersten ärztlichen Prüfung. Ganz schön gemein das alles, gell? Sollte letzten Endes ein Patient sterben, weil ein Praktikant etwas falsch gemacht hat, dann ist der Gesetzgeber schuld und wir alle sowieso aus dem Schneider. Aber: „darauf geschissen!" würde Schwester Selina sagen. Bis dahin wird die Pflegepraktikumsdauer dann wohl auch auf ein halbes Jahr angestiegen sein. Kommt den Krankenhäusern billiger und man muss dafür eine Pflegekraft weniger einstellen. Lieber drei kostenlose Praktikanten als eine vollbezahlte Pflegekraft. Wen interessiert schon das Wohl der Patienten? Die Gesetzgeber bestimmt nicht, denn die sind ja privatversichert (aber auch auf Privatstationen treiben sich zuweilen Pflegepraktikanten herum).

Ich habe mich wirklich gefragt, was wäre, wenn ein Patient stirbt, bloss weil ich als Praktikantin was falsch mache? Das kann schnell passieren. Stellt euch nur vor ich helfe einer alten Dame beim Aufstehen, sie rutscht aus oder knickt ein oder fällt vor Schwindel um, schlägt mit dem Kopf gegen etwas und ist tot. Was ist dann?

Einsatz im Neugeborenen-Zimmer der Entbindungsstation

Montag

Erster Tag auf der Säuglingsstation. Ich bin sozusagen vom Tod zum beginnenden Leben gewechselt. Ein krasser Unterschied, wie ihr euch denken könnt. Ich hatte Frühschicht und der Tag ist wahnsinnig schnell vergangen. Vom medizinischen her gab es für mich nicht viel zu sehen, da sich das Ärzteangebot auf die Kinderärzte beschränkt. Seltsamerweise kann ich mich für den Fachbereich der Pädiatrie gar nicht sehr interessieren. STOP! Ich bin ja zum Pflegepraktikum im Krankenhaus und nicht zur Famulatur. Die Pflege bei den Kleinsten der Kleinen, kleiner geht es nicht mehr, ist natürlich wunderschön. Du musst im Prinzip das gleiche tun, wie auf jeder Station, die Patienten bzw. die Neugeborenen waschen, wickeln, füttern, aber halt alles in klein, süss, gesund, sehr beweglich und manchmal laut und nicht in alt oder krank, steiff oder zittrig und sprechunfähig. Das erleichtert die Einstellung zur Arbeit ungemein und es ist meiner Meinung nach, ein himmelweiter Unterschied, ob du einem Baby die volle Windel wechselst oder einem alten Menschen. Die Schwestern hatten gleich gemerkt, daß ich Urerfahrung damit habe, deshalb durfte ich einige Babys gleich alleine versorgen. Die meisten der Kleinen schlafen im Säuglingszimmer, weil die Mütter nach der Geburt ja doch noch schwach sind und einfach Ruhe brauchen. Und weil die Mütter länger schlafen, fangen wir halt gleich um halb sieben Uhr in der Früh nach der Übergabe mit der Versorgung der Babys an. Wenn dann die Mütter kommen, sind die Kleinen fix und fertig gewickelt, gewaschen und angezogen. Ein Baby ist vier Wochen zu früh gekommen, also in der 36. Schwangerschaftswoche. Das war ein winziges Würmchen, das beinahe in einer Hand Platz hatte. Es war auch noch ganz ruhig, hat fast gar nicht geweint, nur die meiste Zeit geschlafen. Man hat gut gemerkt, dass es eigentlich noch vier Wochen im Bauch gebraucht hätte. Aber sonst war es gesund und fit. Man kann im Übrigen schon bei den Säuglingen die verschiedenen Persönlichkeiten erkennen. Die einen sind ruhig und schauen mit großen Augen umher, die anderen schreien und schreien, wieder andere zappeln und fuhrwerken in der Luft rum. Im Laufe des Vormittages werden alle Babys von den Müttern geholt, meistens sind auch noch die Väter anwesend. Mein Tagesablauf sah heute so aus: Morgens Übergabe, anschließend nach den Babys sehen. Ich habe schon kurz darauf selbst welche zur Pflege bekommen und damit war ich dann drei Stunden beschäftigt. Dann wurde zwischenzeitlich von der Schwester, ich durfte nicht, Blutzucker gemessen, Fersenblut abgenommen, Hörtests gemacht. Dann kamen die Kinderärzte um sich die Neugeborenen zur U2 anzusehen und dann waren wir beschäftigt mit – wie kann´s auch anders sein? – Wäsche zusammenlegen und aufräumen und Pflegeutensilien auffüllen. Tonnenweise Strampelanzüge, die kleinste Größe natürlich. Mützchen, Hemdchen, Jäckchen, Söckchen, Höschen, Deckchen, Windeln, Spucktücher und Bettwäsche en Masse. Wir mussten neue Bettchen herrichten, also frisch beziehen und einen neuen Betthimmel ranmachen. Mehr war es nicht an Arbeit, aber es ist einfach süss. Das Kurvenschreiben ist auch hier an der Tagesordnung. Alles wird eintragen, Gewicht, Temperatur, was man an Pflege gemacht hat. Spektakuläres ist nicht geschehen. Ich bin ja nur diese eine Woche im Säuglingszimmer, in der nächsten bin ich auf der Station und im Kreissaal.

Dienstag
Die Pflege auf der Säuglingsstation ist, obwohl vom schematischen Ablauf her mit der Pflege alter Menschen vergleichbar, von den Patientchen her jedoch ein kompletter Unterschied. Ich habe heute das gleiche gemacht wie gestern, Babys gewaschen, gewickelt und frisch angezogen. Ich könnte mich stundenlang damit beschäftigen. Eines süßer wie das andere. Ein Kleines haben wir, das heute am Pulsoxy überwacht wurde. Ein Pulsoxymeter misst über eine aufgeklebte Sonde an der Haut die Sauerstoffsättigung und den Puls. Bei Neugeborenen beträgt der Puls um die 120/Minute. Das Kleine ist während des Geburtsvorganges blau angelaufen und zyanotisch geworden, das heisst, es hat an Sauerstoffmangel gelitten. Es musste zur Sicherheit beatmet werden und wurde dann im Schwesternzimmer noch überwacht. Der normale O2-Sättigungswert beträgt bei Kleinen und Großen im Idealfall 100%. Bei dem überwachten schlafenden Baby ist er zweimal auf 85% gefallen und gleichzeitig hat sich auch der Pulsschlag verringert. Als Maßnahme dagegen wurde das Baby aufgeweckt und zum Schreien animiert, damit es wieder richtig atmet. Die Funktion des Pulsoxys habe ich mir heute vom Doktor erklären lassen. Die Sonde ist eine

Lichtsonde, also eine kleine starke Lichtquelle, die auf Körperstellen mit Kapillarnetzen aufgebracht wird. Bei Erwachsenen am Finger und bei Babys entweder an der Hand oder am Füßchen. Die Lichtquelle durchstrahlt die Haut und registriert die Erythrocyten, also die Träger des Sauerstoffes. Je weniger Erys gemessen werden, desto schlechter wird die Sauerstoffversorgung und je mehr desto besser. Hört das Baby dann mal auf zu atmen oder atmet langsamer, dann nimmt die Zahl der sauerstoffbeladenen Erys ab und die Sättigung sinkt. Dann gibt das Gerät Alarm. Inwieweit und ob das mit dem plötzlichen Kindstod zusammenhängt habe ich noch nicht ganz verstanden, werde mich jedoch in den nächsten Tagen danach erkundigen. Ich kann mir gut bildlich vorstellen, und ich hoffe, ihr euch auch, wie mit jedem Atemzug das Blut in der Lunge mit Sauerstoff beladen wird und in die Peripherie geschickt wird. Das ist einfach toll. Also immer schön tief atmen, dann klappts auch mit der O2-Versorgung.

Ich habe heute morgen auch bereits frischgebackene Mütter in der „Handhabung" des Babys eingewiesen. Habe ihnen gezeigt, wie sie was wie machen müssen und wo was notieren müssen. Viele haben das erste Kind bekommen und sind somit noch ziemlich unbeholfen, aber ich versichere ihnen dann jedesmal, die Routine wird sich schnell einstellen. Später am Vormittag, wenn alle Babys von ihren Müttern geholt worden sind, putzen, das heisst desinfizieren wir die Kinderzimmer, die Wickeltische, alle Ablageflächen, das Stillzimmer, das Wickelzimmer und richten neue Wäschepakete für den nächsten Morgen zum Waschen her. Wenn dann auch diese Arbeit erledigt ist und gar nichts mehr zu tun ist, dann kann es schon mal langweilig werden und ich sitze in der Küche rum. Ich habe jetzt angefangen ein Buch, das ich im Arztzimmer gefunden habe, Geburtshilfe, durchzulesen. Besser als nichts zu tun ist es in jedem Falle.

Mittwoch
Die dritte Frühschicht hintereinander. Das Aufstehen um 4.30 Uhr, merke ich schon wieder ganz gewaltig an meiner schwindenden Fitness. Der frühe Morgen ist waschtechnisch wie gehabt abgelaufen. Wir haben derzeit 12 Buben und 3 Mädchen im Kinderzimmer, also viermal soviele Buben wie Mädchen (wenn man das hochrechnet heisst dass in 20 Jahren gibt es auf eine Frau vier Männer, sie kann sich also ruhig und

gelassen einen Mann aussuchen). Ich half heute früh bei einer Spezialaufgabe mit: Stillkissen beziehen. Dazu muss ich zu meiner Schande erwähnen, daß alles was mit Betten, Betten machen und Betten beziehen zu tun hat, auf Kriegsfuß mit mir steht. Ich kann mir noch so Mühe geben ein Bett so machen zu wollen wie eine Schwester. Nachdem ich es „gemacht" habe, sieht es schlimmer aus als zuvor. Glatte Betten gibt es bei mir nicht. Das Stillkissen beziehen ist eine Wissenschaft für sich und hat mich vor große Probleme gestellt. Die Füllung der Kissen ist eine Granulatfüllung und die tut was sie will. Auf der einen Seite prall gefüllt und auf der andere Seite ganz leer. Wie ich es auch gemacht habe, ich habe das Kissen einfach nicht in den Bezug gebracht. Da ich mich vor den Schwestern nicht blamieren wollte, bat ich den Schüler Christoph mir zu helfen. Er machte dies mit zwei Handgriffen und fertig. Zum Glück habe ich es gerade noch geschafft, die Kissen auf die Stühle zu stellen.

Vormittags hatte ich eine Sectio verpasst. Schwester Christina hatte extra für mich im Kreißsaal angerufen, weil sie gehört hatte, dass ein geplanter Kaiserschnitt anstünde. Aber sie wollten erst versuchen das Baby auf normalen Weg zu holen. Als dies nicht ging, haben sie sich dann kurzum zum Schnitt entschlossen. Bis ich runtergekommen wäre, umgezogen gewesen wäre, wäre ich wahrscheinlich wieder gerade noch zum Zunähen dazugekommen. Die Mutter dieses Kindes hatte ein sehr enges Becken, deshalb ist das Baby nicht durchgekommen. Es hat ziemlich lange im Geburtskanal festgesteckt, was man ganz deutlich an dem spitzen Köpfchen gesehen hatte. Das ist bei den Babys aber nicht schlimm, da alles noch ganz weich und sehr flexibel ist, auch das Köpfchen. Das Baby ist dann zwei Stunden später zu uns gekommen und es ist das süßeste Baby, das ich bisher gesehen habe. Ein Mädchen. Durch das temporär deformierte Köpfchen hat es noch viel süßer ausgesehen (wie die Coneheads).

Als die Kinderärzte gekommen sind, haben sie Untersuchungen gemacht. Ich habe mich nicht dazu gestellt und zugekuckt, obwohl ich gedurft hätte, aber dazu reicht mein Interesse nicht. Diesen Fachbereich nennt man übrigens Neonatologie. Bei allen Babys bisher habe ich natürlich ausführlichst den Babinski-Test durchgeführt. Den Test macht man im einfachsten Falle, indem man mit einem Finger über die Fußsohlen des Babys streicht. Reflexartig spreizen sich die Zehen und das ist gut so und normal. Bei allen Babys hat dies funktioniert. Man testet damit die Pyramidenbahnzeichen, das sind rudimentärste Nervenfasern, die aufgrund des noch nicht entwickelten Gehirnes reagieren. Bis zum Alter von drei Monaten sollte sich dies aber geleget haben. Mit dem Wachstum jedoch werden diese Nervenbahnen durch höhere Entwicklungen überlagert. Das heisst, wenn der Babinski-Test bei einem Menschen, der älter ist als drei Monate positiv ist, dann stimmt etwas nicht. Dann werden bestimmte Gehirnbereiche nicht richtig ausgebildet. Testet das doch mal bei euch selbst. Spreizen sich eure Zehen, dann lasst das Medizinstudium lieber bleiben.

Am späten Vormittag kam ein Oberarzt der Entbindungsstation ins Kinderzimmer. Der Kinderarzt und der Oberarzt kannten sich scheinbar privat und er wollte mit ihm ein Gespräch beginnen. Dieser hatte aber keine Zeit und sagte zu ihm, er müsse gleich wieder zum Kind zurück. Da sagte doch glatt dieser Oberarzt: „Ich komme mal mit dir mit, ich habe nämlich heute nicht viel zu tun." Hoppla? Wie jetzt? Ein Arzt der nichts zu tun hat? Ich fasse es ja wohl nicht. Stellt mich nach dem Studium gleich jemand als Oberärztin ein?

Um ca. 12.15 Uhr ging bei dem Assistenz-Kinderarzt der Notsectio-Alarm los. Ich wusste das ja nicht, ich wusste überhaupt nicht, daß es einen Notsectio-Piepser gibt. Ich stehe gerade im Kinderzimmer und will die vollen Müllbeutel wechseln, als der Piepser losschreit. Der Arzt rast an mir vorbei, dass mir fast der Müllbeutel aus der Hand gefallen wäre und ich frage verdattert die Schwester, was denn nun los sei. Sie sagte, das ist der Notsectio-Alarm. Was? Notsectio? Ich den Müllbeutel stehenlassen und hinterher. Im Kreißsaal angekommen stellte sich heraus, daß das nur ein Probealarm war. Ach Schade, war es wieder nichts. Ich trottete zusammen mit dem Arzt wieder ins Kinderzimmer hinauf.

Kurz vor Feierabend wollte ich mir das Geburtsjournal des Babys mit dem Spitzköpfchen anschauen und ging in das Schwesternzimmer der Entbindungsstation und fragte danach. Die Hebamme sagte, die aus dem Kreißsaal hätten noch nichts geliefert, obwohl sie schon zweimal nachgefragt hatte. Die zwei im Schwesternzimmer anwesenden Schülerinnen schauten mich ganz entgeistert mit großen Augen an und glotzten auf mein Namensschild. Ich musste grinsen. Ja, da schaut ihr, nicht? Was wohl eine Praktikantin mit einem Geburtsjournal will? Liebe

Leute und nachfolgenden Pflegepraktikanten, zeigt euer medizinisches Interesse und verdutzt damit die Leute ein ums andere Mal. Mittlerweile habe ich es durch mein Interesse an erweiterter Pflege und Medizin schon dazu gebracht, daß sie mir nichts mehr zum Putzen auftragen. Heute früh sagte zum Beispiel eine Kinderschwester zu mir: „Mach du das Baby fertig, ich geh einstweilen die Milchpumpen putzen, denn ich denke am Putzen wirst du nicht soviel Interesse haben." Ja, sagte ich, stimmt genau. Also, liebe Leute, das Bild vom putzenden und botengängeerledigenden Pflegepraktikanten ist spätestens mit Veröffentlichung dieses Berichtes passé! Ihr könnt im Übrigen ruhig Aufgaben an Schüler delegieren. Ich tue das desöfteren, wenn ich etwas sehen möchte oder eine anspruchsvollere Aufgabe habe, daß ich dann Arbeiten, z.B. das Sortieren von Anti-Thrombose-Strümpfen, den Schülern überlasse. Aber bevor ich rumsitze und mich langweile, mache ich mich natürlich nützlich, denn ich will ja auch, dass die Zeit rumgeht.

Donnerstag
Heute durfte ich einem Event der Spitzenklasse beiwohnen, dazu später mehr. Um 6 Uhr früh zur Übergabe war kollektives Wunschkonzert im Säuglingszimmer. Einige der Babys schrieen um die Wette, ich war damit beschäftigt, die Kleinen wieder zu beruhigen, sonst hätten die Schwestern bei der Übergabe ihr eigenes Wort nicht mehr verstanden..
Nach der Übergabe habe ich zwei Babys gewaschen und stellt euch vor, noch während der Nachtschicht rief der Kreißsaal an, um mir zu sagen, daß um 7.45 Uhr eine Sectio geplant ist und ich dazukommen dürfe. Das fand ich supernett von den Hebammen, daß sie an mich gedacht haben. Die Stationsleiterin schien davon aber gar nicht begeistert und fragte mich, warum ich ausser der Zeit bei einem Kaiserschnitt dabeisein will, sie hätte mich doch für nächsten Freitag im Kreißsaal eingeteilt. Dann sagte ich ihr, dass ich aber gehört hätte, dass man die Gefahr läuft, dass ausgerechnet an diesem Tag dann keine Sectio ist. Dazu meinte sie, tja, das ist Risiko, das kann mir schon passieren! Und überhaupt dürften Praktikanten nicht in den OP! Hääää, dachte ich mir. Höre ich da richtig? Aber ich hörte richtig. Dann sagte ich ihr, daß ich ja eh nur so kurz auf ihrer wunderschönen Station bin und dass ja Gynäkologie und Geburtshilfe einer meiner Fachbereichsfavoriten ist. Das kam an. Letzten Endes jedoch hatte ich dann ihren Segen dazu! Die beiden

Schwestern die heute auch Frühschicht hatten, waren supernett, wie überhaupt alle Schwestern auf dieser Station und sowieso alle, die ich bisher kennengelernt habe, das muss ich mal ausdrücklich betonen! Um 7.45 Uhr bin ich also runter und die Hebamme hat mich dann gleich mitgenommen. Wir mussten noch warten, da die spinale Anästhesie erst gesetzt werden musste. Bis die Patientin, eine schwarze Frau aus Ghana, dann in den OP geschoben wurde verging nochmal eine halbe Stunde. Das ganze Ereignis der Geburt durch eine Operation hat mich zutiefst beeindruckt und ich hätte heulen können. Doch vorher sollte es mich noch ziemlich schocken. Die Gynäkologin eröffnete den Bauch der Patientin, die bereits zwei Kaiserschnitte gehabt hatte. Das war eine ziemlich blutige Angelegenheit und zwar vom ersten Schnitt weg. Übrigens, das Fettgewebe ist normalerweise gar nicht gelb, sondern gelb-weisslich. Es färbt sich nur gelblich, wenn Blut dazugemischt wird. Indem sie die alte Narbe wegschnitt, öffnete sie die Bauchdecke, dann durchtrennte sie die verschiedenen Schichten, präparierte die Bauchmuskelschicht auseinander. Vor lauter Blut konnte ich keinen Unterschied zwischen den ganzen Geweben mehr ausmachen. Die Hebamme stand mit dem Handtuch im Arm neben mir und erklärte mir flüsternd was die Ärztin da tat. Als sie bei der Gebärmutter angelangt war, sah ich einen seltsamen Knubbel auf der Oberfläche. Ich habe bestimmt noch keine Ahnung von Anatomie, aber dass das nicht dahingehörte sah sogar ich. Auch die Hebamme hatte noch nie so einen Knubbel gesehen. Dann eröffnete die Ärztin die Gebärmutter. Irgendwas schien nicht zu stimmen, die Frau verlor sehr viel Blut und die Ärztin versuchte in die Gebärmutter zu kommen. Mit einem spitzen Ding stach sie dann in das Gewebe hinein. Das Gewebe war die Fruchtblase und Unmengen Flüssigkeit liefen heraus. Das ganze dauerte selbst für meinen Geschmack ziemlich lange. Dann sagte sie plötzlich, jemand solle den Chef holen. Jetzt wird´s interessant, dachte ich mir. Dann sah man so etwas wie einen Kopf, das dachte ich zumindest und im selben Augenblick erschrak ich: Der Kopf schaut aber komisch aus. Die Ärztin wühlte weiter in dem Bauch herum und plötzlich sagte sie, zumindest schnappte ich das so auf: „...... das Kind muss leben.....". Sie sprach sehr leise und ob ich das jetzt aus dem Zusammenhang reisse, weiss ich nicht. Ich jedenfalls bin ziemlich erschrocken, als ich das vernahm. Plötzlich nimmt sie eine Scherenzange, so eine richtige Scherenzange, an der Spitze mit zwei Widerhaken dran und ich dachte mich trifft der Schlag. Umklammert sie mit dieser Zange „den Kopf", zieht an, aber der Kopf rührt sich nicht. Sie hat aus dem „Kopf" mit den Haken ein Stück herausgerissen, weil sie abrutschte. Ich verstand nicht was da vorging und dachte im selben Moment, dieses Ding kann doch wohl nicht die Zange sein, die sie bei der Zangengeburt nehmen. Da würde doch wohl vom Kopf nicht mehr viel übrig bleiben. Schließlich griff sie mit der ganzen Hand hinein und holte „den Kopf" heraus. Eine fast perfekt runde Kugel mit extrem unebener Oberfläche, so würde ich das beschreiben. Die Kugel legte sie dann in eine Schale hinein. Ich sofort um den Tisch rum und hab das Ding genauer angeschaut, konnte jedoch nicht annähernd ausmachen, was das war. Ich hätte dieses Teil zu gern angefasst, aber ich hatte ja keine Handschuhe an und getraut hätte ich mich dann wohl auch nicht, zumindest nicht ohne Erlaubnis. Das muss ein Tumor gewesen sein oder aber ein verkümmerter Zwilling, worauf ich eher tippte. Genaueres werde ich erst wissen, wenn ich den OP-Bericht gelesen habe, was morgen der Fall sein wird. Dann endlich holte sie das süßeste Baby heraus, dass ich je gesehen habe. Ich bin bestimmt nicht rassistisch, aber seit ich im Säuglingszimmer bin, habe ich kein vergleichbar hübsches in weiss gesehen. Von diesem Zeitpunkt ab war ich bei der Hebamme dabei. Zwei Kinderärzte sind schon bereitgestanden, die die Kleine gleich untersucht haben. Gesund! Die Hebamme hat das Mädchen abgetrocknet. Es hatte schon ganz viele süße pechschwarze Löckchen auf dem Kopf und ganz große schwarze Kulleraugen. Im Inkubator (Brutkasten) wurde das Baby dann in den Kreißsaal gebracht, wo die Hebamme es gemessen, gewogen und angezogen hat. Und dann gab sie mir das Baby, daß ich einstweilen mit ihm kuschle, solange sie den Papierkram fertigmachte *juhuuu*. Ich durfte dem Mädchen dann das Namensbändchen um das Handgelenk binden. Ach, ich bin vor Stolz fast geplatzt! Die Kleine hatte noch ziemlich viel Fruchtwasser in der Lunge, das hat man am rasselnden Atmen gehört. Sie hat die ganze Zeit umhergeschaut, als wäre sie schon drei Monate alt. Sie hat mich angeschaut, dann nach rechts geschaut, nach links, nach oben und nach unten mit diesen wunderschönen Kulleraugen. Ich reimte mir sofort zusammen: Mutter Kaiserschnitt, kann so schnell nicht aufstehen, die Kleine wasche ich morgen früh! Dann fuhren wir mit der Hebamme zusammen ins Kinderzimmer hinauf.

Ich durfte das Baby tragen! Alles weitere, also Temperatur messen, Bauchnabel mit einer Kompresse abbinden habe dann ich gleich übernommen. Dann kommt doch plötzlich die Kinderschwester daher und hat Anstalten gemacht, mir die Arbeit abzunehmen. Sie hat mich zu einer anderen Patientin geschickt, damit ich ihr beim Anziehen ihres Babys helfe. Es hat mir zwar nicht gepasst, aber das war schon in Ordnung, da es ja die Pflicht der Kinderschwester ist, ein neues Baby in Empfang zu nehmen und zu begutachten. So eine süße kleine Maus.

In der Zwischenzeit waren die Kinderärzte auch schon da. Das Schreikonzert ging indes weiter und die frischgebackenen Eltern sowie die Ärzte schwitzten ganz schön. Eine Kinderärztin hatte bei einem Baby eine Infektion vermutet und ihm dazu Blut abgenommen. Während ich dastand und mir noch überlegte, wo am Baby Blutabnehmen am besten wäre, sagte sie zu mir, ich solle doch hier mal mitanpacken, indem ich das Baby festhalte, damit es nicht die Ärmchen herumschleudert. Es wurde ins Handtuch eingewickelt und erst dann begriff ich, was die Ärztin machen wollte. Blutabnahme aus der Kopfhaut! Mit einer Einser-Nadel, also eine ziemlich dicke, stach sie in die Kopfhaut. „Was? So ′ne fette Nadel?" dachte ich mir. Dann bemerkte ich auch sogleich, daß ich das Baby nun wirklich fest halten musste, denn es strampelte mit Händchen und Füßchen und schrie wie am Spiess. Es kam jedoch kein Blut heraus, womöglich hatte sie keine Vene erwischt. Das kann gut möglich sein bei Kindern, besonders bei Neugeborenen, es liegt ja noch alles im Miniformat vor. Dann nahm sie eine kleinere Nadel und versuchte es nochmal und diesmal klappte es. Zwei Tropfen Blut kamen heraus und das genügte ihr schon. Das Baby hatte sich mit dem Herausziehen der Nadel sofort wieder beruhigt. Ich hatte ja vorher schon vermutet, daß Schmerzen durch medizinische Untersuchungen, wie Nadelpiekse in Ferse oder auch Kopf, kein bleibendes Schmerzerlebnis verursachen, sondern die Kleinen vergessen das sofort wieder. Aber so etwas hatte ich auch noch nie gesehen. Man lernt nie aus.

Später habe ich noch einem neuen Vater gezeigt, wie man ein Baby anzieht. Er hat sich angestellt wie der letzte Mensch (und ich mich innerlich fast totgelacht), was ganz normal ist. Die armen Väter meinen, sie machen etwas kaputt, wenn sie das Baby anfassen, aber das ist ganz und gar nicht der Fall. Es ist immer so süß, wenn man die neuen Väter beobachtet, wie tollpatschig sie sich anstellen. Dieser Tag heute ist sehr schnell vergangen, ich hatte ja auch Daueraction, ganz nach meinem Geschmack.

Freitag

Halleluja. Die vorletzte Woche ist vergangen! Durch die Frühschichten bin ich schon wieder richtig durch den Wind. Ich gehe um 22.30 Uhr ins Bett, schlafe spätestens um 23 Uhr, aber das reicht einfach nicht. Als ich heute um 15 Uhr zuhause war, habe ich erst einmal bis um 17.30 Uhr geschlafen. Ich war todmüde, bin wie ein Stein auf die Couch gefallen und sofort eingeschlafen.

Im Laufe des Tages bin ich zu dem Schluß gekommen, daß eine Krankenschwester heutzutage nichts weiter mehr ist, als eine bessere Haushälterin. Wahrscheinlich bedingt durch die allgegenwärtigen Sparmaßnahmen werden die medizinischen Aufgaben an allen Ecken und Enden reduziert und die Reinigungs-, Aufräum- und Bedienaufgaben bis zum Geht-nicht-mehr erweitert. Deswegen heisst der Beruf ja auch nicht mehr Krankenschwester sondern Gesundheits- und Krankenpflegerin. Besonders auf der Säuglingsstation ist die Schwester Putzfrau, Ordnungskraft, Näherin, Köchin, Kistenschlepperin, Sekretärin, Telefonistin, Rezeptionskraft und Still-Hebamme. Das einzig medizinische, das die Kinderschwestern noch machen ist kapillares Blut aus der Ferse abnehmen für die verschiedenen Blutuntersuchungen, wie Blutzucker und Stoffwechselkrankheiten.

Ich freue mich unglaublich auf die Famulatur und wisst ihr auch warum? Weil ich dann an den Schwestern und Praktikanten vorbeigehen kann und zuschauen kann während sie Aufräumen, Putzen, tonnenweise Werbematerial aufräumen und mich darüber freuen kann, daß das nie wieder etwas ist, worum ich mich kümmern muss. Ein weiterer Grund warum ich zu diesem Schluß kam, ist dass die Kinderschwestern medizinisch gesehen fast gar nichts wissen. Ich fragte, wie schlimm ein Dammriss II. Grades ist. Keine Antwort. Ich fragte, wie das physiologisch funktioniert, dass der noch am Kind verbliebene Rest Nabelschnur austrocknet und nach ein paar Tagen abfällt, das lebende Gewebe um den Nabel aber nicht betroffen ist. Keine Antwort. Du siehst den ganzen Tag auf dieser Station, also auf der, auf der die Mütter liegen, keinen einzigen Arzt. Alle heiligen Zeiten geht mal einer oder eine durch den Gang. Ansonsten siehst du keinen einzigen. Aber seit gestern weiss ich ja, dass die nicht viel zu tun haben. Bin schon gespannt, was nächste Woche auf der Entbindungsstation geboten ist oder auch nicht.

Pathologisches erlebt man auf der Säuglingsstation gar nicht. Teils muss ich sagen, Gott sei dank, teils schade. Heute habe ich einen Labor-Befund in die Hände bekommen, der versehentlich zu uns gekommen ist. Darauf wurde von einer Mutter berichtet, die eine CMV-Infektion (Zytomegalie) hatte, das Kind angesteckt hat und es diesem gar nicht gut geht. Zytomegalie ist eine Krankheit, die durch ein Virus, aus der Herpesfamilie übertragen wird. Beim gesunden Menschen harmlos, kann es bei ungeborenen Kindern große Schäden anrichten. Dieses Baby beispielsweise, litt an Mikrozephalie, also ein zu kleiner Schädel sowie intrazerebralen Verkalkungen, also Verkalkungen im Gehirn. Es sieht also nicht sehr gut aus.

Die krank geborenen Kinder kommen jedoch gleich ins Perinatalzentrum und dann ins Kinderkrankenhaus und werden dort behandelt, soweit dies möglich ist. Davon kriege ich ja im Säuglingszimmer gar nichts mit. Das Perinatalzentrum ist rund um die Uhr mit Kinderärzten besetzt, bei jeder Geburt ist ein Kinderarzt anwesend. Dieses Versorgungskette finde ich, aus dem Blickwinkel von frischgebackenen Eltern, sehr beruhigend.

Unser Schokoladenbaby hält alle auf Trab, am allermeisten mich. Da die Mutter ja noch nicht aufstehen kann, ist das Baby einen Großteil der Zeit im Säuglingszimmer. Und diese kleine Maus, denkt gar nicht daran in ihrem Bettchen liegen zu wollen. Kaum legt man sie hin, fängt sie an zu schreien, nimmt man sie dann heraus ist sie sofort zufrieden und schaut sich die Welt, die ja im Moment noch auf die Station beschränkt ist, an. Am liebsten mag sie es, wenn man mit ihr auf dem Arm im Säuglingszimmer spazieren geht. Sie kuckt mit richtig wachen Augen umher und wenn ich mit ihr spreche, dann schaut sie mich an, als ob sie es verstehen würde. Einfach faszinierend dieses Kind. Den OP-Bericht über den Kaiserschnitt habe ich heute nicht zu sehen bekommen, ich habe ihn nirgends gefunden, die Schwestern wussten von nichts und Ärzte sind ja eh Mangelware. Also keine Chance bisher, herauszufinden, was dieses Teil war. Nun muss ich bis Montag warten. Als ich das Schokobaby heute gefüttert habe, bin ich durch Zufall darauf gekommen, wie das Bäuerchen viel schneller geht und vor allen Dingen auch sicher kommt. Ich hielt die Kleine auf dem Arm und gab ihr das Fläschchen so wie jeder das tut. Dann legte ich sie, wie es alle tun über die Schulter und klopfte auf den Rücken. Es kam aber kein Bäuerchen. Dann nahm ich das Mäuschen, hielt sie unter ihren Ärmchen so, dass ihr Köpfchen in meinen Fingern lag und setzte sie so auf meinen Schoß, dass sie mich ansah. Dann habe ich sie mit dem Oberkörper in Richtung zu mir gekippt, natürlich keine 90 Grad sondern eine ca. 30 Grad Kippung, und sie rülpste laut los. Hoppla, dachte ich mir, so geht's auch? Ich probierte das gleich nochmal aus und es klappte. Es besteht zwar auch die Gefahr, daß sie etwas erbricht und dann alles unkontrolliert auf meine Vorderseite, jedoch nicht so gravierend, als wenn man sie mit dem vollen Bauch auf seine Schulter presst und dann auf den kleinen Rücken eintrommelt. Kein Wunder, daß dabei manche Babys anfangen zu kotzen. Der Magen voll mit Milch und Luft, das kann doch gar nicht gutgehen.

Jetzt ist erstmal Wochenende und durch die eine Woche auf der Säuglingsstation bin ich zu dem Schluß gekommen, daß Pädiatrie nichts für mich ist. Zu langweilig. Die Kinderärzte tun immer das gleiche, zumindest was ich mit bekommen habe. Durch das dunkle Baby, um das ich mich die meiste Zeit gekümmert habe, habe ich gar nicht viel von meinen absoluten Lieblingstätigkeiten, wie Wäscheaufräumen gemacht. Gott sei Dank auch. Dieses Haushaltszeug nervt mich ganz ungemein. Am interessantesten und spektakulärsten war es – für mich - bisher auf der Intensivstation. Aber wer weiss, vielleicht überzeugt mich die Entbindungsstation nächste Woche auch noch. Noch insgesamt sieben Frühschichten, dann ist das Kapitel KPP erstmal abgeschlossen.

Einsatz auf der Entbindungsstation

Montag

Heute war der erste Tag auf der Entbindungsstation. Ich bin seit um halb 4 Uhr früh auf, weil ich aufgewacht bin und dann nicht mehr schlafen konnte. Im Moment kann ich kaum noch aus den Augen kucken, weil sie mir so brennen vor Müdigkeit. Dennoch habe ich heute viel neues und interessantes aus dem Gebiet der Gynäkologie und Geburtshilfe erlebt, erfahren und mitbekommen. Bei der Übergabe um 6 Uhr früh im Säuglingszimmer waren auch lauter neue Schwestern, die meisten aus dem Urlaub zurückgekommen. Die Übergabe war nach 10 Minuten vorbei und die restlichen 20 Minuten bis um halb sieben wurde mit Geratsche verbracht. Mir war das egal, mir war nur wichtig, daß ich sitzen konnte. Das Gesprächsthema entsprach allerdings nicht so meinem frühmorgendlichen Geschmack, da eine Schwester von ihrer 2,70 Meter langen Schlange erzählte, die sie zuhause in einem Terrarium hält. Pfui Teufel! Sie erzählte lang und breit, was die Schlange zu fressen kriegt und wie sie das (lebende) Futter frisst, nämlich Meerschweinchen, Häschen und Ratten. Die würge sie im Ganzen hinunter, man sehe dann den Klops in ihrem Körper aber ungefähr nur bis zu einem halben Meter ihres Leibes. Dann wurde noch darüber diskutiert, wie und wieviel die Schlange an Kot absetzt und ob und wie das saubergemacht wird. Ach ja, und ein Chamäleon hatte die Schwester seit dem Wochenende auch, das fresse lebende Heuschrecken und die bewahre sie im Badezimmer in einer Schachtel auf, weil sie so laut zirpen. Ich musste Würgeanfälle unterdrücken und wünschte mich in ein stilles, ruhiges tibetanisches Mönchskloster, wo Schweigegelübde herrscht. Alles was recht ist, aber das war mir einfach zuviel. Endlich wurde es halb sieben und Schwester Andrea, die Stationsleiterin rief zur Arbeit auf. War ich froh. Ich war als erste draussen und ging nicht mehr in das Säuglingszimmer hinein. Im Schwesternzimmer der Entbindungsstation ging ich mit Andrea mit. Ich bekam auch gleich eine hieb- und stichfeste Einweisung über die Patiententafel, sie erklärte mir die Legende. Dann sprach sie mit einer anderen Schwester über eine Patientin, die letzte Nacht entbunden hatte und die einen Dammriss III. Grades erlitten hatte. Der Riss ging bis zum Sphincter (der Schliessmuskel am Anus), die Schamlippen seien eingerissen und der

Damm wäre ziemlich „zerrupft". Ich dachte mein Schwein pfeifft und fragte, warum die Patientin nicht einen sauberen Dammschnitt bekommen hatte. Andrea erklärte mir, daß man festgestellt hätte, daß ein Riss viel besser verheile als ein Schnitt. Hää? Hab ich Tomaten in den Ohren? Nein. Das sagte sie wirklich. Ich dachte mir, dass darf nicht wahr sein. Anstatt einen Schnitt zu machen, der angeblich viel schlechter heilt, nimmt man einen Riss in Kauf, der der Frau den ganzen Unterleib und noch dazu den Schließmuskel aufreisst??? Ich war echt geschockt. Ich fragte, wie es zu einem solchen Riss kommen könnte. Das Kind war sehr gross, 3800 Gramm, deshalb. Ich war wie vor den Kopf gestoßen. Ich pfeiffe ehrlich gesagt auf einen angeblich schneller heilenden Riss, der mir den halben Körper aufreisst, statt einen sauberen Schnitt zu bekommen, der von mir aus dann zwei Wochen länger zum Heilen braucht. Ich spreche da aus Erfahrung. Das werden die Jüngeren unter euch wohl noch nicht nachvollziehen können, oder? Aber aus dem rein menschlichen Verständnis sollte, dass doch einleuchten. Das kam mir wirklich spanisch vor und für mein Verständnis ein Rückschritt in der Medizin. Genauso wie die Studie, deren Ergebnisse seit ein paar Jahren angewandt werden, daß man Neugeborene, um den plötzlichen Kindstod zu verhindern, nicht mehr auf die Seite legt, sondern auf den Rücken. Der Grund ist folgender: Wenn sie größer werden, das heisst, einige Wochen alt sind, dann wären sie in der Lage sich aus der Seitenlage auf den Bauch zu drehen und könnten dann ersticken. Aber ob ein paar Tage alter Säugling auf dem Rücken an Erbrochenem erstickt, wird nicht mehr berücksichtigt? Ich bin wirklich eine Bewunderin der modernen Medizin, aber dass klingt für mich gar nicht mehr logisch und ist mir sehr suspekt. Anschließend bat Andrea mich, ein irrtümlich zu uns gekommenes Dokument in die gynäkologische Ambulanz zu bringen. Und was war das wohl für ein Dokument? Ein genetisches Gutachten, weil zwei in Deutschland lebende blutsverwandte Türken geheiratet haben und Kinder bekommen wollen. Gottseidank haben sie daran gedacht eine genetische Untersuchung machen zu lassen, da hätte sonst was schiefgehen können. Es ging um das Willebrand-Jürgens-Syndrom, die am häufigsten vererbte Blutungskrankheit. Was soll man machen? Wo die Liebe halt hinfällt....
Um halb 8 Uhr kam Schwester Brigitta, mit der ich den Rest des Tages mitging. Sie war einfach super. Sie ist seit mehr als 25 Jahren in diesem

Beruf und hat ein entsprechendes Wissen. Sie hat mich sofort jedem der Ärzte und Reinigungskräfte und Schülern vorgestellt, hat mich dem Chefarzt vorgestellt und mir einfach alles ganz ausführlich erklärt. Das war wirklich toll! Andrea musste gleich um 7 Uhr zwei Patientinnen in den Kreißsaal bringen, die eine geplante Sectio hatten. Eine davon war eine Privatpatientin, das heisst, diesen Schnitt macht der Chef selbst. Ich fragte Andrea, ob ich mit ihr in den Kreißsaal kommen könne. Sie sagte, ja, ich könne, aber dem Kaiserschnitt dürfe ich nicht dabei sein, da der Chef das nicht mag. Als Brigitta mich dem Chef vorgestellt hatte und ich ihm gesagt hatte, was ich hier mache, meinte er, das sei ja großartig, ob ich denn schon einen Kaiserschnitt gesehen hätte und wenn nicht, dann könne ich gleich bei ihm zuschauen. Andrea war jedoch gerade nicht anwesend als er das gesagt hatte!

Übrigens: Ich habe zwar nicht den OP-Bericht der schwarzen Frau gelesen, aber Andrea hatte mich darüber aufgeklärt. Dieses kindskopfgroße Teil war ein Myom. Ein Myom ist ein gutartiger Muskeltumor, der häufiger bei Frauen, die älter als 30 Jahre sind, auftritt. Das Wachstum eines Myoms ist stark östrogenabhängig und lässt mit dem Beginn der Wechseljahre nach. Na toll, wenn ich jetzt auch sowas mit mir rumschleppe?

Ich durfte dann noch mit Brigitta zu einer Enduntersuchung mitgehen, die der Chefarzt durchführte. Visite durfte ich auch mitgehen, dreimal sogar. Einmal beim Chefarzt, einmal bei der Oberärztin und einmal bei der Stationsärztin, ganz so wie ich das mag!

Während der CA-Visite gab der Chefarzt Brigitta und mir einen wirklich guten Tipp: Sollten wir mal an Bord eines Flugzeuges über dem Atlantik sein und eine Schwangere ab der ca. 25.Woche bekäme urplötzlich Wehen, dann sollten wir entweder einen Asthmatiker um sein Spray bitten und der Schwangeren einige Hübe davon verabreichen, davon würden die Wehen nachlassen. Und wenn gerade kein Asthmatiker an Bord wäre? Die Antwort war: Unter 200 Passagieren ist immer mindestens ein Asthmatiker dabei. Aber sollte entgegen jeder Statistik doch keiner an Bord sein, dann sollten wir der Schwangeren hochprozentigen Alkohol, also Spirituosen, die es auf jedem Flug gebe, zu trinken geben bis sie beschwipst wäre, dann würden die Wehen auch nachlassen. Die einmalige Gabe von Alkohol mache dem Kind gar nichts. Gut zu wissen! Wäre ich schwanger, dann weiss ich ehrlich gesagt nicht, ob ich eine Flasche Whiskey aufgrund der Aussage einer Krankenschwester, die das mal vom Chefarzt gehört hatte, runterkippen würde. Eins muss man dem CA Gyn lassen: Er hat Charisma! Das heisst allerdings nicht dass er in meine TopTen aufgenommen wird, denn fachlich konnte ich ihn ja nicht testen.

Im Übrigen ist mir schon während der ganzen Zeit meines Praktikums aufgefallen, dass, je charismatischer Ärzte sind (und es gibt da einige), desto mehr tratscht das Pflegepersonal über sie. Und wer tratscht warum über wen? Die, die nichts wissen, weil sie nichts wissen, über die, von denen sie nichts wissen.

Ich erfuhr, daß eine Patientin während des Kaiserschnittes kurz das Bewußtsein verloren hatte. Auslöser war eine Asystolie. Das ist ein Stillstand der mechanischen und elektrischen Herzaktion, der unbehandelt innerhalb weniger Minuten zum Tod führt. Ich ärgerte mich, weil ich nicht dabei war. Sie hatte eine Spinalanästhesie bekommen, vielleicht lag es daran? Ich weiss es nicht. Der Ehemann, der bereits mit dem Baby wieder auf dem Zimmer war, war äußerst beunruhigt, weil seine Frau solange nicht aus dem OP kam. Brigitta hatte ihm dann aber gesagt, daß es gute ein bis zwei Stunden dauern könne. Von dem Zwischenfall hatte sie ihm nichts gesagt, dies ist auch Arztsache. Ich erfuhr dann noch, wie es zu grünem Fruchtwasser kommt. Normalerweise ist das Fruchtwasser klar und farblos. Wird es aber grün, dann bedeutet das, daß das Baby Stuhl abgesetzt hat und gestresst ist! Ahaaa, gestresst? Ich, doof wie ich bin, fragte, was ich mir unter einem gestressten ungeborenen Kind vorstellen könne. Wenn es beispielsweise zur Sauerstoffunterversorgung käme oder anderweitig die Versorgung über die Nabelschnur nicht mehr reibungslos funktioniert. Da hätte ich doch auch selbst drauf kommen können, hätte ich ein bischen nachgedacht, oder?

Alles in allem ein medizinisch sehr interessanter Tag. Ach ja, und Ärzte habe ich heute schon gesehen und nicht zuwenig, wie man an der Visite sah, aber im Säuglingszimmer war man halt etwas abgeschnitten vom Geschehen! Ansonsten habe ich Akten bis zum Umfallen geschmökert, wurde von Andrea dann etwas spitz darauf hingewiesen, daß ich bei allem Interesse doch die Schweigepflicht nicht vergessen solle. Das fand ich eine überflüssige Bemerkung, aber Andrea ist halt ganz genau! Schließlich wollte ich dann doch noch etwas Interesse an der Pflege selbst zeigen und habe mich dazugesetzt als Andrea dem Schüler Christoph erklärte, wie mit Kaiserschnitt-Patientinnen zu verfahren ist. Das war ja auch, pflegerisch gesehen, interessant und ich habe mir auch den Pflegeanweisungsbogen ausdrucken lassen. Dies finde ich jetzt beispielsweise wieder wichtig zu wissen, auch für meine spätere Tätigkeit als Ärztin. An Arbeit gab es nicht sehr viel zu tun. Ich habe viel Blutdruck und Temperatur gemessen, mit Brigitta Essen ausgeteilt, wieder eingesammelt, ein paar Betten gemacht und sehr viel mehr eigentlich nicht. Aber das passt schon so.

Dienstag
Ich durfte heute schon um 12.45 Uhr nach Hause gehen. Es gab nicht mehr viel zu tun und ich bin gegen Mittag die meiste Zeit dumm in der Gegend und im Weg gestanden, bis sich die Stationsleiterin meiner erbarmt hatte! Obwohl heute soviele Zugänge gekommen sind und Schwester Brigitta rotiert ist! Je mehr die Schwester zu tun hat, desto weniger ist für Praktikanten zu tun, so scheint es mir! Aber das macht nichts, lieber heimgehen als herumstehen, das würdet ihr doch wohl auch so sehen, oder? Aber hätte ich die Wahl gehabt zwischen nach Hause fahren und mich an die Ärzte ranhängen, dann hätte ich zweiteres bevorzugt! Wenn schon, denn schon.
Die heutige Geburtshilfe ist ja sehr modern in unseren fortschrittlichen Zeiten und deshalb gibt es auf der Entbindungsstation natürlich auch Familienzimmer. Wir haben Zimmer die schauen im Geringsten nicht mehr nach einem Krankenzimmer aus, was ja auch wieder gut ist. Ein Familienzimmer jedoch haben wir, das sieht aus wie ein Schlafzimmer. Es steht kein Krankenbett drin, sondern ein richtiges Ehebett, eine Sitzecke und ein runder Esstisch. Wenn du da reinkommst, dann meinst du, du gehst in ein privates Schlaf-Wohnzimmer hinein. Die Patientin die derzeit in diesem Zimmer wohnt hat heute Nacht um 4.45 Uhr entbunden. Der Ehemann war natürlich auch bei der Geburt anwesend. Als die Frau heute früh um 6 Uhr wieder aufs Zimmer kam, mit ihrem Mann, haben sich beide in das Ehebett hineingelegt, das Baby in der Mitte. Wenn du aber in dieses Zimmer hineinmusst, dann kommst du dir bloss noch saublöd vor. Die drei liegen im Bett, trautes Glück und ich muss da rein, Temperatur und Blutdruck messen und muss mich soweit zu der Frau hinunterbeugen, weil das Bett ja so tief ist. Und dann steht

man fast schon mittendrin im Ehebett zwischen der Familie. Ich bin ja relativ offen und bestimmt nicht prüde oder altmodisch, aber das finde ich einfach unpassend. Ich meine, ein Krankenhaus ist ein Krankenhaus und das sollte funktionell bleiben und nicht umständlich und peinlich anmuten. Klar kann man sich denken, ich MUSS da schließlich hinein, ich habe ja was zu tun, aber trotzdem kann ich mich damit einfach nicht anfreunden und die Situation bleibt komisch. Aber gottseidank ging es nicht nur mir so, als ich das zu Brigitta sagte, dann meinte sie dasselbe. Neuer Chef, neue Sitten. Ich bin auch nicht gerade dafür, dass Krankenzimmer trist und metallen und steril ausschauen, aber so eine intime Intimsphäre braucht es doch auch wieder nicht?

Dass mit den Dammrissen hat mir natürlich keine Ruhe mehr gelassen. Was Schwester Andrea gestern gesagt hatte war mir einfach nicht plausibel, deswegen habe ich heute mit einer Ärztin darüber gesprochen. Diese meinte, daß schon noch Schnitte gemacht werden würden, wenn man sehe, dass es sehr eng würde und sich das Gewebe extrem strafft. Leider, meinte sie, ginge das manchmal so schnell, dass man zum Schneiden nicht mehr kommen würde. Dies beruhigte mich allerdings auch nicht, denn ich meine, so schnell kann das doch auch nicht reissen, dass ich nicht mehr mit dem Schneiden mitkommen würde. Und soviel ich weiss, kann man doch die ungefähre Größe und das Gewicht des Kindes vorher bestimmen? Schwester Brigitta, die mein Gespräch mit der Ärztin mitbekommen hatte, meinte dann, dass der alte Chef immer einen Schnitt gemacht hatte, weil er nicht wollte, daß die Frauen dann später, nach Rissen, Blasensenkungen bekämen oder inkontinent werden würden. Liebe Leute, zum Entbinden würde ich in dieses Krankenhaus bestimmt nicht gehen. Zu allem Übel kam dann noch ein Oberarzt ins Schwesternzimmer. Andrea fragte, was denn der Anlass für seinen Besuch sei. Da meinte er, gestern hätte er einen schlimmen Riss genäht, das waren nur noch Fetzen, Scheidenriss beidseitig, Schamlippenrisse beidseitig und Dammriss bis zum After, wie es denn der Frau gehe. Ich dachte, alle meine Schweine pfeiffen Lapaloma! Andrea sagte, dieser Patientin gehe es gut, keine Schmerzen gar nichts und sie wolle Donnerstag heim. Hmm, dachte ich mir, dann kann es doch wohl nicht so schlimm sein? Aber als Brigitta dann das mit den Spätfolgen erwähnte, war ich bestätigt. Das kann einfach nicht spurlos an einem vorüber gehen und so ein Riss muss doch wohl nicht sein, oder? Also ich möchte das bestimmt nicht haben wollen, soviel steht fest. Und, lieber Herr CA-Gyn: Sollte ich mal auf Ihrer Station arbeiten, ich werde in jedem Falle einen sauberen Schnitt machen und nicht mitansehen, wie es ratsch macht!

Vormittags konnte ich gleich mit der Ärztin und Brigitta auf Visite gehen. Die Ärztin ist frisch von der Uni und erst seit wenigen Monaten am Krankenhaus. Wie das halt so ist mit jungen Ärzten sind sie halt doch, zumindest in der Anfangszeit, auf die erfahrene Krankenschwester angewiesen, da ihnen doch auch noch Fehler unterlaufen. Die Patientschaft der Ärztin, nennen wir sie Thea, sind ja Frauen nach der Entbindung. So passierte es Thea doch glatt, dass sie einem Entlassungswunsch einer Patientin sofort nachgekommen wäre. Sie übersah jedoch, daß bei der erstentbundenen Frau der Rhesusfaktor negativ war, das Kind jedoch positiv. Sie brauchte also dringend eine Immunisierung, sonst käme es bei einem zweiten Kind schlichtweg zur Katastrophe, da die Mutter Antikörper bilden würde, ihr Blut verklumpen würde und sie sterben würde. Aber Schwester Brigitta hatte das gleich gemerkt und die Situation noch gerettet, indem sie „zur Patientin" sagte, vor der Entlassung müssen wir noch das Blut abwarten. Puuhhh, Brigitta hat ein Leben gerettet. Sollte ich mal klinisch arbeiten, dann werde ich mich auf alle Fälle mit den Schwestern anfreunden, soviel ist sicher, und sie bitten mich mit ihrer Erfahrung zu unterstützen, falls ich mal was übersehe.

Bloss eines an Thea hat mich gestört. Sie tastete den Bauch der Patientinnen ab, sah aber dabei zum Fenster hinaus und nicht den Patienten ins Gesicht, obwohl manche selbiges ganz schön verzogen vor Schmerz. Ich dachte mir, ich würde das nie tun, weil ich doch an der Mimik der Patienten schon sehen möchte, ob sie dabei Schmerzen haben. Da ich mit auf Visite war, durfte ich sogar unter Anleitung von Thea auch den Uterus tasten. Bei einer Patientin hatte sich die Gebärmutter noch nicht nennenswert gesenkt, sie war also noch weit oberhalb des Bauchnabels zu tasten und das war genesungstechnisch gesehen, nicht gut. Ich konnte ganz deutlich die Mulde tasten, die Gebärmutter fühlte sich hart an. Dabei habe ich etwas tolles festgestellt. Man betastet die Patienten und dies ist halt, wenn auch medizinisch gesehen für das Wohl des Patienten notwendig, doch eine distanzlose Situation, weil du sie ja am nackten Körper anfasst. Also tastete ich den

Bauch ab und wo kuckte ich hin? Zum Fenster raus! Ich habe schlichtweg vergessen, der Patientin ins Gesicht zu schauen, weil ich mich auf das Tasten und Fühlen konzentrieren wollte. Teufelskreis. Sollte ich nochmal in die Gelegenheit kommen, einen Bauch zu tasten, dann werde ich mir dazu länger Zeit nehmen und mich erst aufs Tasten konzentrieren, dann nochmal tasten und der Patientin ins Gesicht schauen. Aber wenn es ihr weh tut, dann tut es ihr zweimal weh. Hmm, so eine Ärztin sein zu wollen, wie ich sein will scheint nicht ganz so leicht zu sein, aber da finde ich schon einen Weg. Später wurde oben besagte Patientin mit dem Rhesus negativ dann immunisiert. Von Brigitta. Eine intramuskuläre (i.m.) Injektion, also eine Spritze in den Hintern (damit das jeder versteht), medizinisch elegant ausgedrückt in den Glutaeus medius bzw. minimus. In den Gluteaus maximus, also die Pobacken injiziert man nicht, weil das sauweh tut. Ich wunderte mich zuerst schon, warum das nicht ein Arzt macht, aber ich verzichtete, Brigitta darauf anzusprechen. Also ging ich mit, um zuzuschauen. Ich habe ja während meiner Heilpraktiker-Ausbildung auch gelernt i.m. zu spritzen, auch in den Glutaeus. Wir haben jedoch lang und breit gelernt, den genauen Punkt ausführlich zu suchen, durch eine bestimmte Technik, die von Hochstetter und dann beim i.m. injizieren so vorzugehen: schnell durch die Haut, zügig in die Tiefe, aspirieren (das heisst die Spritze leicht aufziehen um zu testen ob man sich nicht versehentlich in einem Blutgefäß befindet), langsam einspritzen. Nun, die Patientin legte sich auf die Seite und Brigitta rammte, ohne den genauen Injektions-Punkt zu suchen, die Einser-Nadel bis zum Anschlag rein, daß die Patientin schmerzhaft zusammenzuckte und ich „Autsch" quietschte, und presste die Flüssigkeit für meinen Geschmack viel zu schnell in den Allerwertesten. Das muss weh getan haben und mir war mein Aufschrei stockpeinlich! Ich muss feuerrot angelaufen sein und dann fiel mir, um die Situation etwas zu retten, gerade noch etwas zu meiner Entschuldigung ein. Ich sagte: „Tschuldigung, aber wenn ich beim Injizieren zuschauen muss, dann tut mir das selber weh"! – „Was und du willst Ärztin werden?" sagte Brigitta pikiert. Ich murmelte dann noch, dass das Zuschauen viel, viel schlimmer sei als es selber zu machen oder selber zu bekommen. Ich hoffte inständig, das war einigermaßen glaubhaft. Brigitta war dann glaub ich doch irgendwie beleidigt. Mist! Aber um die Injektionstechnik i.m. zurückzukommen:

Brigitta hat nicht aspiriert! Sie hätte sich auch mit der Spritzenspitze in einem Gefäß befinden können, dann würde die Immunisierung nämlich gar nichts bringen. In diesem Falle war es egal, da die Injektion für intramuskulär und intravenös geeignet war. Ich fand jedoch die Nadel zu lang, denn die Frau war nicht so dick, dass man erst einmal durch sieben Zentimeter Fettschicht hätte hindurchmüssen. Aber ich will mal nicht so kleinlich sein!

Eine andere Patientin hatte einen venösen Zugang am Handrücken, der ihr sehr wehtat, weil sie in der Nacht, wie sie beschrieb, scheinbar dauernd irgendwo drangehauen hatte. Brigitta fragte mich, ob ich das könne, den Zugang ziehen, ich sagte ja. Ich tat es und einige Zeit später hatte sich scheinbar ein Bluterguss gebildet und die Patientin jammerte noch mehr. Oh je! Ich bin mir sicher, daß ich beim Ziehen nichts falschgemacht habe, da kannst du praktisch nichts falschmachen und ich ärgerte mich, dass das ausgerechnet wieder bei mir passieren musste. So ein verdammter Mist. Das Dumme ist: Manchmal passiert halt etwas, es muss nicht der Arzt (oder die Praktikantin) schuld sein, sondern durch irgendwelche dummen Zufälle geht etwas schief. Wenn dann was kaputt ist, dann ist an einem lebenden Menschen etwas kaputt und nicht an irgendeinem Ding, welches man im schlimmsten Falle wegschmeisst. Wartet ab, bis ihr in die Situation kommt. Vielleicht bin ich da auch etwas zu sensibel. Durch die Vorfälle war ich eh schon wieder empfindlich drauf, mich nervte alles und ich sehnte nächsten Dienstag herbei. Dann sollte ich den Tablettwagen schnell abwischen und in die Elternschule stellen. Ich hatte keine Ahnung, wo die Elternschule war, aber, dachte ich mir, ich frage nicht, ich werde sie schon finden. Die musste schließlich irgendwo auf der Station sein. Also rannte ich mit dem dämlichen Wagen die Station auf und ab und suchte die dämliche Schule, fand sie aber nirgends. Andreas sah mich schließlich herumirren und zeigte mir die Elternschule, die direkt im Stationszimmer, nur auf der anderen Seite war. Obwohl ich schon den dritten Tag auf der Station bin, war mir das noch nicht aufgefallen. Ich war sowas von bedient und kam mir restlos blöd vor. Solche Vorfälle könnten mich auf die Palme bringen. Gott sei dank durfte ich um 12.45 Uhr gehen. So schnell hatte ich noch nie das Weite gesucht.

Mittwoch

Langsam kann ich echt nicht mehr. Ich komme mir sowas von überflüssig vor. Erstens mal ist nicht sehr viel Arbeit für mich und zweitens kann ich ja eh kaum was tun. Das Job der Krankenschwester besteht eh zu 85% nur noch aus Haushalts- und Schreibtätigkeiten und die restlichen 15% sind Infusionen anschließen und ab und zu den Patienten eine Spritze reinhauen. Ich habe festgestellt, daß es organisatorisch gesehen nicht so gut ist, alle zwei Wochen die Stationen zu wechseln. Du schaffst es nicht schnell genug dich mit allem vertraut zu machen, weißt nicht wo welche Sachen sind, sollst was aufräumen, weißt nicht, wohin damit. Und warum drei Monate Pflegedienst für das Studium so wichtig sein sollen, ist mir immer noch nicht klar geworden. Nun ja.

Wir haben eine Patientin, die ein frühgeborenes Kind entbunden hat, 1900 Gramm leicht, 42 cm kurz, es liegt aber im Kinderzimmer, ist also kein Fall für den Brutkasten mehr. Diese Patientin hat in der 25. Schwangerschaftswoche ein neurologisches Syndrom bekommen. Das ist hammermäßig. Sie bemerkte anfangs Kraftverlust in den Beinen, konnte nicht mehr ohne Hilfe stehen, geschweige denn gehen. Es nennt sich akute sensomotorische axonale Neuropathie mit proximal betonter Paraparese, kurz ASMAN. Es soll ein sehr seltenes Syndrom sein, auf alle Fälle kann die Patientin nicht mehr alleine aufstehen und sich ohne Rollstuhl nicht mehr fortbewegen. Das kann allerdings nach der Entbindung wieder vergehen – oder auch nicht. Ist das nicht eine Hammerdiagnose? Man wird unter der Schwangerschaft querschnittgelähmt und keiner kann etwas dagegen tun.

Eine Kaiserschnittpatientin haben wir auf der Station, die einfach nicht aus dem Bett heraus will. Jede Patientin mit Kaiserschnitt soll anschließend so schnell wie möglich wieder aufstehen, weil das Thromboserisiko sehr gross ist und, wie die Ärztin gesagt hat, lieber mit Schmerzmittel aufstehen, als ohne Schmerzmittel liegenbleiben. Diese Patientin tut allerdings gar nichts, sagte nur jaja, sie mache das, aber bis spätvormittags war sie immer noch nicht aus dem Bett. Ich wollte Eigeninitiative ergreifen und fragte Brigitta, ob ich sie aus dem Bett holen und mobilisieren soll. Vielleicht schaffe sie es ja mit Unterstützung besser als alleine. NEIN, meinte Gitta, die Ärztin habe sie darüber aufgeklärt und wenn sie jetzt nicht aufstehe, dann ist das ihr

Problem. Hmm, das fand ich, pflegerisch gesehen, nicht sehr verantwortungsvoll, die Patientin in die Thrombose hineinzuschicken. Mir passte das gar nicht, da will ich mich einmal nützlich machen und dann darf ich nicht. Aber das war meine Schuld, ich hätte nicht vorher fragen sollen! Schließlich hatte ich bisher selten vorher gefragt.

Sonst war heute nicht mehr viel im Krankenhaus. Seit drei Tagen ist mir schwindlig, meine Augen brennen und ab 11 Uhr bekam ich plötzlich Kopfschmerzen, dass mir fast schwarz vor Augen wurde. Gleichzeitig hat auch mein Magen angefangen zu rotieren und mir ist sowas von schlecht geworden. Ich führte das zuerst darauf zurück, dass ich Hunger hatte, ich hatte ja zur Pause nur Haferflocken gegessen. Ich bin dann um 12 Uhr zum Essen in die Kantine runter, habe dort Nudeln mit Geschnetzeltem, Salat und Pudding gegessen. Das hätte ich wohl besser nicht tun sollen. Kurz darauf wurde mir sowas von kotzübel und ich bekam richtige Bauchkoliken. Sie haben mich dann gottseidank bald heimgeschickt und als ich zuhause war, bin ich schnurstracks ins Bett. Kaum bin ich gelegen bekam ich nicht mehr enden wollende Brechanfälle und Durchfälle und ich dachte, mein Kopf platzt.

Das hatte zur Folge, daß ich am nächsten Tag, am Donnerstag, nicht ins Krankenhaus gefahren bin. Ich hatte mir zwar den Wecker gestellt, aber dann abgewogen was besser ist. Und zuhause zu bleiben schien mir sinnvoller. Ich rief um 8 Uhr auf der Station an und sagte Bescheid. Ich will dennoch morgen wieder fit sein, weil ich doch Freitag im Kreißsaal eingeteilt bin. Das will ich nicht versäumen.

Freitag
Heute war Kreißsaal-Tag. Die ersehnte Geburts-Action blieb allerdings aus, ich durfte lediglich einer geplanten Sectio mit Sterilisation heute morgen beiwohnen, bei der ich diesmal vom Anfang bis zum Ende dabei war. Während der Wartezeit im OP, bis die Narkose gesetzt wurde, las ich die Akte mit allen vorhandenen Papieren ausführlich durch. Die 37-jährige Patientin, eine Araberin, hatte wahnsinnige Angst vor einer Entbindung und hatte um Kaiserschnitt ersucht, vor dem sie allerdings noch mehr Angst hatte. Die Anästhesisten hatte mit ihr alle Hände voll zu tun, um sie davon zu überzeugen, daß sie keine Schmerzen verspüren würde. Die Frau lebt in schwierigsten sozialen Verhältnissen. Aufgrund Mißhandlungen vom Ehemann ist sie mit ihrer

19-jährigen Tochter vor längerer Zeit schon ins hiesige Frauenhaus geflüchtet. Eine Sozialarbeiterin des Frauenhauses sowie die Tochter waren mit ihr im Krankenhaus, um sie zu begleiten. Die Tochter wurde mit 10 Jahren von einem LKW überfahren, worauf ihr ein Bein amputiert werden musste und sie seitdem eine Prothese trägt. Ich war also schon eine halbe Stunde vorher im OP drin und konnte mir die Infos aus der Akte reinziehen. Als ich fertig war mit Lesen ging ich wieder an den Platz, wo auch die Kinderärzte standen und wartete mit mittlerweile 12 anderen Leuten im OP. Die Hebamme ging indes in den OP-Warteraum um die Tochter zu holen. Plötzlich sagte einer der Kinderärzte zu mir, daß ich doch bei der Hebamme dabei wäre und ob ich was darüber wüsste, warum ein Kaiserschnitt gemacht wird, weil das Kind ja doch richtig lag, denn sie, die Kinderärzte, wüssten noch gar nichts daüber Das war meine Stunde! Ich wusste ja ausführlich Bescheid und war deshalb in der Lage die zwei Kinderärzte mit allen nötigen Infos über Vorgeschichte und Sachlage der Patientin zu informieren! Das hat mich ungemein gefreut und ich bin vor Stolz wieder mal fast geplatzt!

Nachdem die OP-Schwester, breit wie hoch, mitbekommen hatte dass ich eine Praktikantin bin, war sie ganz furchtbar um ihre sterilen Sachen besorgt und hat jeden meiner Schritte mit Argusaugen verfolgt, damit ich jaaaaa nicht zu nah an den sterilen Bereich rankam. Kaum bewegte ich mich, plärrte sie schon los: „Vorsicht, mein steriler Tisch!" Ich habe es ihr dann gesagt, daß ich Bescheid wüsste, da schon öfter im OP gewesen, aber irgendwie schien das nicht bei ihr angekommen zu sein *grrr*

Für alle Fans der Astrologie und Berechner des Sternenschicksals, das nach der Geburtsminute berechnet wird: Das Baby erblickte lt. Geburtsprotokoll um 09.04 Uhr das Licht der Welt. Da mir beim letzten Kaiserschnitt schon aufgefallen war, daß die Angabe der genauen Geburtszeit nicht gestimmt hatte, ich mir aber nicht hundertprozentig sicher war, hatte ich diesesmal genau aufgepasst und die Uhr im Auge behalten. Es war nämlich 09.03 Uhr, als der Kopf und sogleich auch der Körper des Babys aus dem Bauch war!!! Und die Geburtsminute ist dieser Moment. Nun ja, ich habe es nicht so mit Sternenschicksalen, darum will ich mal nicht so kleinlich sein. Nur zur Info, dass Kinder aus geplanten Kaiserschnitten, die für 8.15 Uhr angesetzt sind, meistens in der Zeit zwischen 09.00 Uhr – 09.05 Uhr auf der Welt sind. Da ich während der OP wieder mal nichts verpassen wollte, bin ich - sehr zur Sorge der dicken OP-Schwester – hinter der Assistentin hin- und hergerutscht, habe ihr mal über die und dann wieder über die andere Schulter gekuckt. Ich bat dann die Operateurin, mir zu sagen, wann sie die Sterilisation macht, damit ich das auch ausführlich ankucken konnte. Als es soweit war, hat sie mir auch gleich alles erklärt und stellt euch vor, ich durfte sogar das Gewebe des abgeschnittenen Tubenteiles anfassen. Ein OP-Pfleger brachte mir Handschuhe und legte mir das Gewebe auf die Hand, so dass ich es ausführlich mit den behandschuhten Fingern tasten konnte. Ich durfte es dann in ein Röhrchen hineinlegen, wo es zur histologischen Untersuchung eingeschickt wurde. Wow! Das war super! Ich kam mir richtig wichtig vor.

Nach dem Kaiserschnitt ging ich wieder in den Kreißsaal und wartete sehnsüchtig auf eine Entbindung. Bis um 15.30 Uhr war ich da und kein Baby wollte in dieser Zeit das Licht der Welt erblicken. Ich überlegte, wie ich die Zeit nutzen konnte und durfte dann bei der Assistenzärztin, die übrigens eine Famulantin dabei hatte, bei Untersuchungen dabei sein. Es waren Untersuchungen bei Schwangeren, die bereits über dem errechneten Entbindungstermin waren und man kontrollieren wollte, ob sich bereits etwas in Richtung Wehen entwickelt. Bei der ersten Patientin, eine 27-jährige hübsche gepflegte Frau, wurde ein Ultraschall gemacht und die Ärztin hat dann noch vaginal untersucht, ob und wie der Muttermund geweitet war. Sie hat mich übrigens den Patientinnen mit Namen vorgestellt, als junge Kollegin. Bei der zweiten Patientin, dachte ich mir, igitt! Eine 25-jährige Frau, in Begleitung ihrer Mutter, deren ungewaschener Geruch ihnen vorausgeeilt war. Als ich ihr die Hand gab, hatte sie ganz schwitzige, sich komisch anfühlende Hände. Mir hat geekelt und ich war froh, daß nicht ich sie vaginal untersuchen musste. Als sich die Patientin auf die Liege zum Ultraschall legte und ihr T-Shirt hochkrempelte, traf mich fast der Schlag. Die ganze Haut des Bauches war aufgerissen, mit ganz dicken, rotleuchtenden Schwangerschaftsstreifen übersät. Oh Gott, dachte ich mir, das geht nie wieder weg, aber bei dir auch nicht weiter schlimm. Nein, das ist nicht gemein, das ist Tatsache. Als sich dann herausstellte, daß das Baby wohl noch auf sich warten lassen würde, Muttermund extrem unreif, die

Ärztin kam nicht mal mit der Fingerkuppe hinein, war dies für die werdende Oma gar keine gute Nachricht. Sie müsse nächsten Sonnabend wieder abreisen, bis dahin müsse das Kind auf der Welt sein und sie war riesig enttäuscht, dass die Geburt noch nicht in Sicht war. Ich dachte mir, hoppla, gibt's sowas auch? Es muss schnell, schnell gehen, da wird keine Rücksicht drauf genommen, wie lange das Baby noch Zeit haben will? Gleichzeitig dachte ich mir, das arme Kind! Sorry, aber es ist doch wahr. Wenn man sich manche Patienten so anschaut und deren Akte liest, dann denkt man sich echt, diese armen Kinder, die in diesen Sumpf reingeboren werden!!! Manche Mütter seit Jahren depressiv, psychisch krank, in schwierigsten sozialen Verhältnissen leben, aber Kinder bekommen müssen. Das ist das „Ich-brauche-jemand-der-mich-liebhat-und-braucht-denn-sonst-bin-ich-auch-nichts-wert-Syndrom". Das ist leider traurige Tatsache. Allerdings denken diese Mütter dann überhaupt nicht daran, dass ihnen die zusätzliche Verantwortung und Arbeit mit dem Baby erst recht nichts nützt und sie alles nur noch schlimmer damit machen.

Der restliche Tag verlief äußerst ruhig. Ich saß mit den Hebammen geschlagene vier Stunden in der Küche und sie langweilten sich ebenso, wie ich mich. Ich habe dann mit der Chef-Hebamme noch vereinbart, daß ich vielleicht am Montag oder Dienstag nochmal dazukommen dürfte, wenn die Stationsleiterin mich lässt! Ansonsten habe ich mich durch das Geburten- und Abortenbuch gelesen und ausser dem gab es nichts großartiges zu sehen für mich.

Montag

Juhuuuuuu! Der vorletzte Tag ist vorbei! Ich kann euch gar nicht sagen, wie froh ich bin. Die letzten zwei Wochen Entbindungsstation waren, pathologisch gesehen, für die Katz, da fast alle Mütter und Babys gesund sind. Gottseidank aber auch. Und da ich so in Vorfreude bin, weil ich es bald geschafft habe, habe ich gar keine Lust mehr etwas zu schreiben. Ich habe es teilweise als schwer empfunden, täglich nach dem Dienst alles nochmal gedanklich rekonstruieren zu müssen, um es aufschreiben zu können. Aber immerhin sind es fast 190 Seiten geworden. Und trotz allem: Das Pflegepraktikum hat auch Spaß gemacht!

Dienstag
Zwei Monate durchgehalten! Ich bin stolz auf mich und kann nur noch
eins sagen:

Ich habe (erstmal) fertig!

Tipps und Hinweise zum Pflegepraktikum Teil II:

Hepatitis B – Impfung

In vielen Kliniken wird für das Pflegepraktikum eine Hepatitis B – Impfung vorgeschrieben. Wie ich feststellte, scheint das jedoch von Haus zu Haus verschieden zu sein, denn in dem Krankenhaus, in dem ich war, war die Impfung zwar erwünscht, jedoch nicht zwingend vorgeschrieben. In einer anderen Klinik, an der ich mich ebenfalls für das Praktikum beworben hatte, wäre eine Hepatitis B – Impfung Pflicht gewesen. Die Tatsache, daß ich ich die Woche drauf schon anfangen wollte, war allerdings unerheblich (!??). Wenn ihr euch die Vorgehens- und Wirkweise der HepB-Impfung im Internet mal durchlest, dann werdet ihr erfahren, daß es drei Injektionen gibt und aufgrund deren Verabreichungsabstände es sechs Monate dauert bis der Impfschutz überhaupt zustande gekommen ist und man immun ist dagegen. Es bleibt noch zu erwähnen, daß bei 10% die Impfung gar nicht anschlägt. Ich fand das also von der anderen Klinik eine unsinnige Vorschrift. Angenommen ich wäre kurzfristig noch zum Hausarzt gegangen, hätte mir die erste Spritze geben lassen und dafür 70 Euro geblecht. Dann hätte ich eine Woche später zwar der Pflegedienstleitung die Bescheinigung vorlegen können, aber der Impfschutz wäre noch nicht mal im geringsten wirksam gewesen. Hätte ich mich dann gleich am ersten Tag mit einer infizierten Nadel gestochen, dann hätte es wohl geheißen, tja, da sind Sie selbst schuld, wir als Klinik sind aus dem Schneider, da wir ja die Impfbescheinigung haben. Ich weiss nicht, aber ich finde das sehr fraglich. Also, wenn ihr auf Nummer Sicher gehen wollt, lasst euch ein halbes Jahr vor Antritt des Praktikums impfen. Entweder richtig oder gar nicht. Den Zwiespalt, den ich hier sehe ist folgender: Kliniken nehmen sehr gerne kostenlose Pflegepraktikanten, was ich auch verstehe. Ob jedoch ein wirksamer HepB-Impfschutz besteht oder nicht, scheint ihnen egal zu sein? Hauptsache, sie haben dann eine Bescheinigung in den Akten, mit der sie aus dem Schneider sind? Das ist grotesk.

Falls sich für euch die Frage stellen sollte, ob ihr nur eine HepB oder eine HepA/B Kombiimpfung nehmen sollt, dann nehmt gleich die HepA/B. Sie kostet das gleiche und falls ihr mal in exotische Gefilde in Urlaub fahren solltet, seid ihr auch gleich dagegen geschützt. Ich habe mich dann für das Praktikum nicht mehr extra impfen lassen, da ich es überflüssig fand, denn ich hatte es wieder beendet, lange bevor der Impfschutz überhaupt wirksam gewesen wäre. Die Gefahr, daß du dich als Praktikant mit einer infizierten Nadel stichst ist zwar gering, dennoch nie ganz auszuschließen.

Begleitung des Pflegepersonales
Um aus dem Krankenpflegedienst möglichst viel für dein späteres Berufsleben als Ärztin/Arzt mitzunehmen, ist es sehr wichtig die Pfleger zu begleiten und ihnen über die Schulter zu schauen, was sie mit den Anweisungen des Arztes machen. Daran habe ich Anfangs auch nicht gedacht, mir waren die Kurven egal und suspekt, denn jeden Handgriff einzutragen, kann sehr nervig sein. Aber man muss sich darüber im Klaren sein, daß die Kurven für das Krankenhaus bares Geld sind und durch die Dokumentationen nachgewiesen wird, was am Patienten gemacht wurde, auch für den Fall das plötzlich jemand versterben sollte. Jedesmal wenn der Arzt eine Anordnung macht, egal ob während der Visite oder ausser der Zeit, dann zieht er an der Pflegekurve den schwarzen Reiter (zumindest in unserem Haus war das so, woanders kann es anders sein), das heisst dann für die Schwester, nachschauen und Anordnung ausführen. Du als Arzt bist dafür verantwortlich, daß die Schwestern deinen Patienten dann auch richtig versorgen, also schreibe bitte leserlich. Bei mir war es oft so, daß die Schwester gesagt hat, teile Du Wasser aus, ich zeichne einstweilen die Kurven ab. Das habe ich auch erst immer gemacht, später jedoch erkannte ich, daß es gut wäre, wenn ich mich damit auskenne. Wir werden das auch während der Famulatur bereits selbst machen müssen. Setzt euch dazu und schaut wie sie es machen, lasst es euch beibringen, besteht darauf. Ich weiss von den jüngeren Ärzten (die sich noch an ihr Studium und ans Praktische Jahr erinnern können), dass man das während des Studiums nirgends lernt und auch später am Krankenhaus nicht. Wenn du also als frischgebackener Mediziner ins Krankenhaus zum arbeiten kommst, dann weißt du darüber nicht sehr viel bis gar nichts. Ich habe dies auch erst nicht geglaubt, aber es von mehreren Ärzten gehört. Also muss es stimmen.

Anfassen und Lagern der Patienten:
Während des Medizinstudiums lernt man zwar viel überflüssiges, das Wichtigste jedoch nicht, nämlich den direkten Umgang mit Patienten. Es wird sich irgendwann nicht mehr vermeiden lassen, daß du einen Patienten für deine Untersuchungen zurechtrücken oder zumindest mitanpacken musst. Bei vielen unterschiedlichen Krankheitsbildern gibt es auch viele unterschiedliche Techniken, wie man Patienten bewegt. Wie fasst man einen Krebspatienten mit irrsinnigen Knochenschmerzen an? Wie geht man mit einem stocksteifen 90-jährigen bettlägrigem Patienten um, den jede Bewegung schmerzt? Wie am besten 130 kg schwere Männer oder schwangere Frauen bewegen? Die Schwestern und Pfleger wissen und können das, denn sie haben das gelernt, wir künftigen Halbgötter in Weiss nicht. Mein Tipp für euch: Jedesmal wenn es heisst „Patienten lagern" seid dabei. Ob ihr letztlich mitanpackt oder nur zuschaut sei dahingestellt, aber schaut wenigstens zu. Es geht jedoch nichts über Learning by doing, deshalb bringt euch hier ein wo es nur geht. Somit könnt ihr eure ärztliche Professionalität sehr gut ausbauen und es passiert euch hoffentlich nicht wie mir, daß Patienten mit dem Kopf gegen das Bettgitter knallen.

Schlußwort

Mein zweimonatiges Pflegepraktikum war eine hoch interessante, sehr wertvolle, lehrreiche und schöne, aber auch anstrengende Zeit, die mir menschlich, medizinisch und pflegerisch viel gebracht hat. Die beinahe lehrbuchmäßigen Krankheitsbilder, die ich, als Noch-Laie, live erlebt habe, haben mich mehr als einmal an den Rand meiner eigenen Grenzen gebracht und mich erkennen lassen, daß menschliches Leben zerbrechlich ist wie dünnes Glas und ärztliche Kunst meistens dann an ihrer Grenze angelangt ist, wo sie am dringendsten gebraucht würde.

Für das gute Verhältnis, das ich mit allen hatte, möchte ich mich herzlich bedanken. Ganz besonders bedanken möchte ich mich bei Herrn PD Dr. Ammer und Frau Dr. Frei, die mir einen Einblick in die wahre Medizin ermöglicht haben sowie bei allen Ärztinnen und Ärzten, die sich dauernd von mir mit Fragen haben löchern lassen und mit einer Engelsgeduld alles erklärt und gezeigt haben was ich wissen wollte. Auch ein herzliches Danke an alle Schwestern und Pfleger, mit denen ich zusammen war und die mir die Pflege beigebracht haben und auch wie man eine Kaffeemaschine und einen Geschirrspüler bedient. Ich habe am eigenen Leib erfahren, welcher Belastung sie tagtäglich ausgesetzt sind und davor habe ich allergrössten Respekt. Ich plane in jedem Falle meine Famulatur in selbigem Krankenhaus zu machen, falls ich dann noch genommen werde. Sollte ich zum Praktischen Jahr oder gar als Ärztin in dieses Krankenhaus zurückkehren, so werde ich die Mühen der Pflegekräfte zu würdigen wissen. Ein Dankeschön auch an Frau Bremer von der Pflegedienstleitung, die es mir ermöglicht hat, auf meinen Wunsch Einblick in vier grosse medizinische Fachbereich zu bekommen. Dank dessen habe ich festgestellt, daß Intensiv- und Notfallmedizin eines der Gebiete ist, das mir am meisten zusagt.